编委会

主　编

李燕林　杨文钦

副主编

赵志滨　徐　娟　李　李

编　委

陈玉柳　刘　丽　梁丽红　付燕琼

气陷证

中医理论与实践

李燕林　杨文钦　主编

暨南大学出版社
JINAN UNIVERSITY PRESS

中国·广州

图书在版编目（CIP）数据

气陷证中医理论与实践 / 李燕林，杨文钦主编.

广州 ：暨南大学出版社，2024. 11. -- ISBN

978-7-5668-4034-9

Ⅰ．R241.3

中国国家版本馆 CIP 数据核字第 2024WQ1630 号

气陷证中医理论与实践

QIXIANZHENG ZHONGYI LILUN YU SHIJIAN

主　编：李燕林　　杨文钦

出 版 人：阳　翼

责任编辑：郑晓玲

责任校对：刘舜怡　　黄子聪

责任印制：周一丹　　郑玉婷

出版发行：暨南大学出版社（511434）

电　　话：总编室（8620）31105261

　　　　　营销部（8620）37331682　37331689

传　　真：（8620）31105289（办公室）　37331684（营销部）

网　　址：http://www.jnupress.com

排　　版：广州尚文数码科技有限公司

印　　刷：广东信源文化科技有限公司

开　　本：787mm×1092mm　1/16

印　　张：10

字　　数：109 千

版　　次：2024 年 11 月第 1 版

印　　次：2024 年 11 月第 1 次

定　　价：69.80 元

自　序

　　每读李东垣之补中益气法、张锡纯之升陷法，慨叹其圣才，深悟《黄帝内经》之奥妙，治陷下之证效如桴鼓，然独论中气、宗气之下陷，其论备焉。余深思之，五脏六腑皆为气所持，皆因气能用，迨读《黄帝内经》所言"升降出入，无器不有"，幡然醒悟，五脏六腑为器，其气不亦有升降出入乎？故气之下陷者，非独中气、大气也，五脏六腑皆可下陷而为病也。故首言脏象之次序以论气机升降。

　　何谓气陷？一阴一阳，谓之道也，道之所存，无器不有，天地之间，人立其中，阴阳五行，自阳入阴。《四圣心源》言："阴阳未判，一气混茫。气含阴阳，则有清浊，清则浮升，浊则沉降，自然之性也。升则为阳，降则为阴，阴阳异位，两仪分焉。"然阴阳者，变化之父母，生杀之本始，百疾之所生，亦不离阴阳变化之理。若升者反降，清阳入于浊阴，则为陷下病矣，故李东垣悉中气下陷以创益气汤、张锡纯明大气下陷以立升陷汤。陈实功《外科正宗》云："李沧溟先生曾谓：'医之别，内外也，治外较难于治内。'何者？内之症或不及其外，外之症则必根于其内也。"故其言气虚下陷以建透脓散。然内外者，外为阳，内为阴，不亦为阴阳乎？故凡阳入于阴者，皆谓之陷也。而气陷者，乃气自阳入于阴也。

此书名曰《气陷证中医理论与实践》，乃集前人之思及自省之悟，专论气陷所致诸病症，冀有执此书者能明析之，亦著此书之意也。然中医之博奥精妙，非一言可蔽之，错漏之处，恳请读者批评指正。

李燕林

2024 年 9 月

气
陷
证
中
医
理
论
与
实
践

目录

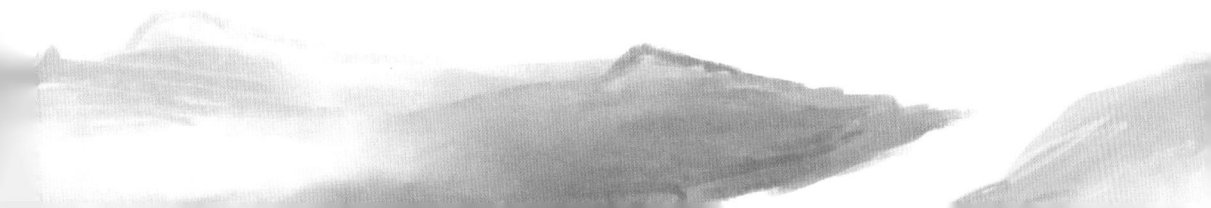

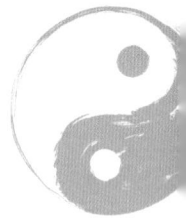

第一章

"天地六位脏象之图"
概说

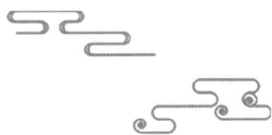

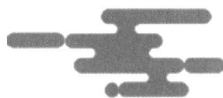

"天地六位脏象之图"以地之五行、天之六气，配以五脏六腑，体现了人与天地造化同炉。此外，此图明确了脏腑的整体性，同时也建立了脏腑在人体内的上下次序，对后学参悟各个脏腑的气机升降出入大有裨益。故本书以此为参考论述气机运动。

"天地六位脏象之图"如下所示：

属上二位天	太虚	金 金火合德	燥金主清	肺上焦象天	下络大肠
	天面	火	君火主热	心包络	下络小肠
属中二位人	风云之路	木 木火合德	风木主温	肝中焦象人	下络胆经
	万物之路	火	相火主极热	胆	
属下二位地	地面	土 土水合德	湿土主凉	脾下焦象地	下络胃
	黄泉	水	寒水主寒	肾	旁络膀胱

第一节 "天地六位脏象之图"来源

刘完素，金元时期著名医家，开创河间学派，常年浸淫《黄帝内经》，最终悉得轩岐要妙之旨。他在《素问病机气宜保命集》自序中道："余二十有五，志在《内经》，日夜不辍，殆至六旬。得遇天人，授饮美酒，若橡斗许，面赤若醉。一醒之后，目至心灵，大有开悟，衍其功疗，左右逢源，百发百中。"其一生著述颇多，主要有《黄帝素问宣明论方》《素问玄机原病式》《内经运气要旨论》《刘河间先生三消论》等。

张元素是与刘完素同年代的后辈，刘完素运用五运六气分析六淫病机的思想方法，对张元素有很大影响，张元素不仅全部吸收了刘完素《素问玄机原病式》的内容，更把五运六气的理论扩大到制方遣药方面。[①] 其中，由他创立的"天地六位脏象之图"，就吸收了《刘河间先生三消论》中关于"天地六位"的论述。《儒门事亲·刘河间先生三消论》开篇便写道："《易》言天地，自太虚至黄泉，有六位。《内经》言人之身，自头至足，亦有六位。今余又言人胸腹之间，自肺至肾，又有六位。人与天地造化五行，同一炉鞴，知彼则知此矣。故立天之气，曰金与火；立地之气，曰土与水；立人之气，曰风与火。故金与火合，则热而清；水土合，则湿而寒；风火合，则温而炎。人胸腹之间，亦犹是也。肺最在上，为金主燥；心次之，为君火主

---

① 郑洪新. 张元素医学全书. 北京：中国中医药出版社，2020.

热；肝又次之，为风木主温；胆又次之，为相火主极热；脾又次之，为湿土主凉；肾又次之，黄泉为寒水主寒。故心肺象天，脾肾象地，肝胆象人。不知此者，不可与论人之病矣。夫土为万物之本，水为万物之元，水土合德，以阴居阴，同处乎下，以立地为气……"张元素将其文字论述，列以图式，定六位之名，配以脏腑络属，以成"天地六位脏象之图"。然较之刘完素论述，其将天面君火配心包络，恐为误也；改"心肺象天，脾肾象地，肝胆象人"为"肺上焦象天，肝中焦象人，脾下焦象地"，是对天地人三才的独特见解。

第二节　评注"天地六位脏象之图"

一、太虚，肺，燥金主清，下络大肠

（一）太虚

古指宇宙空间，此处用于说明肺在五脏六腑中居最高位。

（二）燥金

《黄帝内经·素问·阴阳应象大论·第五》曰："西方生燥，燥生金，金生辛，辛生肺。"《黄帝内经·素问·六微旨大论·第六十八》亦曰："阳明之上，燥气治之。"

（三）主清

吴芳在《上古—中古"寒"、"冷"、"凉"词群的认知研究》中指出："魏晋隋唐时期，低温度觉语义场主要元素有｛冻｝＝［温度、极、低］、｛寒｝＝［温度、非常、低］、｛冷｝＝［温度、很、低］、｛凉｝＝［温度、比较、低］、｛清｝＝［温度、略微、低］。"清气偏寒乃秋天阳气逐渐沉降所致。但刘完素认为："金燥虽属秋阴，而其性异于寒湿，反同于风火热也。"即燥虽属阴邪，但又有与风、火、热等阳邪类似的特点，因为火热邪气伤人往往表现出干燥之象。

（四）下络大肠

在经络上，手太阴肺经与手阳明大肠经相互属络于肺与大肠，互为表里。

二、天面，心包络，君火主热，下络小肠

（一）天面

次于太虚，以表心位于肺之下。

（二）心包络

联系原文出处及上下文分析，笔者认为心包络为"心"之误，原因如下：

（1）《刘河间先生三消论》中将心与君火相配，如"心次之，为君火主热"。

（2）《医学启源·卷之上》"二、手足阴阳"有"手三阴三阳：心午君心手少阴"（联系上下文，此处"君心"亦为"君火"之误）。

（3）《医学启源·卷之上》"三、五脏六腑，除心包络十一经脉证法"明确提到"心之经，心脉本部在于血，手少阴君，丁火也""心包络，手厥阴，为母血"。

（4）《脏腑虚实标本用药式》曰："心，藏神，为君火，包络为相火，代君行令……"

（三）君火

《黄帝内经·素问·阴阳应象大论·第五》曰："南方生热，热生火，火生苦，苦生心……"须知火分君火、相火，然心者，君主之官也，故以君火名之。

（四）主热

《黄帝内经·素问·六微旨大论·第六十八》曰："少阴之上，热气治之……"黄元御《四圣心源》曰："热者，少阴

君火之所化也，在天为热，在地为火，在人为心。少阴以君火主令……"

（五）下络小肠

在经络上，手少阴心经与手太阳大肠经相互属络于心与小肠，互为表里。

三、风云之路，肝，风木主温，下络胆经

（一）风云之路

《黄帝内经·素问·阴阳应象大论·第五》曰："东方生风，风生木，木生酸，酸生肝……"《黄帝内经·素问·六微旨大论·第六十八》曰："厥阴之上，风气治之……"故肝主风木。《黄帝内经·素问·阴阳应象大论·第五》曰："地气上为云，天气下为雨……"取类比象，乃脾土精微，经肝木疏泄，升于上焦心肺，并输布周身之意，故曰风云之路。

（二）风木

《黄帝内经·素问·阴阳应象大论·第五》曰："东方生风，风生木，木生酸，酸生肝……"《黄帝内经·素问·金匮真言论·第四》曰："东方青色，入通于肝，开窍于目，藏精于肝。其病发惊骇，其味酸，其类草木……"

（三）主温

春季，是四季中的第一个季节，代表着温暖，阴阳之气开始转变，万物随阳气上升而萌芽生长。《黄帝内经·素问·六节藏象论·第九》曰："肝，通于春气……"《黄帝内经·素

问·玉机真藏论·第十九》曰："春，东方木也，万物之所以始生也。"故风木主温。

（四）下络胆经

足厥阴肝经与足少阳胆经相互属络于肝胆，互为表里。

四、万物之路，胆，相火主极热

（一）万物之路

《脏腑虚实标本用药式》曰："胆，属木，为少阳相火，发生万物，为决断之官，十一脏之主。"故曰万物之路。又因胆贮存胆汁，功同五脏，属奇恒之腑之一，蕴含少阳相火，故能与五脏将天地分成六位。

（二）相火

对于相火之论，前人多有论述，但意见不一。张元素认为，"命门为相火之原""三焦为相火之用""包络为相火""胆属木，为少阳相火""肝藏血，属木，胆火寄于中"。概述其对相火的见解是：相火产生于命门，通过三焦总领五脏六腑、营卫经络、内外上下左右之气，分布命门元气，后蕴藏于肝、胆、心包络之中。

（三）主极热

天有风、寒、暑、湿、燥、火六气，五行中只有火，为应六气，将火分为君火、相火。《尚书·洪范》有"曰燠，曰寒"，疏："燠是热之始，暑是热之极；凉是冷之始，寒是冷之极。"相火对应的是暑气。暑为夏季主气，为火热之气所化，兼有炎热、升散、夹湿的特点。黄元御《四圣心源》曰："暑者，少阳相火之所化也。在天为暑，在地为火，在人为三焦。手少阳以相火主令，足少阳胆，以甲木而化气于相火……"

五、地面，脾，湿土主凉，下络胃

（一）地面

在通俗意义上，地面指大地的表面，与天空相对。此处以表达脾土居于下位，空间次于万物之路，脏腑位置次于胆。

（二）湿土

《黄帝内经·素问·阴阳应象大论·第五》曰："中央生湿，湿生土，土生甘，甘生脾……"《黄帝内经·素问·太阴阳明论·第二十九》曰："脾者，土也，治中央，常以四时长四藏，各十八日寄治，不得独主于时也。"《黄帝内经·素问·六微旨大论·第六十八》曰："太阴之上，湿气治之……"

（三）主凉

六淫致病，湿性类水，水属阴，湿亦为阴邪，易阻滞气机，损伤阳气。《字林》云："凉，微寒也。"由前文已知其稍寒于清，故曰湿土主凉。

（四）下络胃

经络方面，足太阴脾经与足阳明胃经相互交接，分别属络于脾与胃，互为表里。

六、黄泉，肾，寒水主寒，旁络膀胱

（一）黄泉

古人称天地玄黄，地下的泉水，称为黄泉，此处用于指代肾水在脾土之下。

（二）寒水

《黄帝内经·素问·阴阳应象大论·第五》曰："北方生寒，寒生水，水生咸，咸生肾……"《黄帝内经·素问·上古天真论·第一》曰："肾者，主水，受五脏六腑之精而藏之，故五脏盛，乃能泻。"

（三）主寒

由上文可知，寒为极冷，与暑相对，与自然界冬气相应，故寒水主寒。正如《黄帝内经·素问·六节藏象论·第九》所言："肾者，主蛰，封藏之本，精之处也。其华在发，其充在骨，为阴中之少阴，通于冬气。"

（四）旁络膀胱

经络方面，足少阴肾经与足太阳膀胱经相互交接，分别属络于肾与膀胱，互为表里。

第三节　关于"天地六位脏象之图"的思考

一、关于六位排列次序的思考

天地六位为何按肺、心、肝、胆、脾、肾依次排列？笔者认为主要有三方面原因：

（一）按照脏腑在胸腹的大体位置排列

《针灸学》指出：背俞穴是脏腑之气输注于背腰部的腧穴，首见于《灵枢·背腧》，位于背腰部足太阳膀胱经的第 1 侧线上，大体依脏腑位置的高低而上下排列。六脏六腑（五脏和心包）各有 1 个背俞穴，共 12 个，分别冠以脏腑之名。所以根据背俞穴的上下次序，大体可知脏腑在胸腹的排列顺序。例如：肺俞，位于第 3 胸椎棘突下，旁开 1.5 寸；心俞，位于第 5 胸椎棘突下，旁开 1.5 寸；肝俞，位于第 9 胸椎棘突下，旁开 1.5 寸；胆俞，位于第 10 胸椎棘突下，旁开 1.5 寸；脾俞，位于第 11 胸椎棘突下，旁开 1.5 寸；肾俞，位于第 2 腰椎棘突下，旁开 1.5 寸。[①] 从上到下次序为肺、心、肝、胆、脾、肾，与"天地六位脏象之图"脏腑六位排列次序相应。

（二）从脏腑功能气机升降论述

天二位：肺为华盖，主宣发与肃降，宣发于外，肃降于内，其气以清肃下降为顺，如"通调水道，下输膀胱"；心为君主之

---

① 梁繁荣. 针灸学. 北京：中国中医药出版社，2005.

官，居于华盖之下，藏神，为君火，心火主降，与肾水构成水火相济，正如《中藏经·阴阳大要调神论》所云："火来坎户，水到离扃；阴阳相应，方乃和平。"

人二位：肝主疏泄，条畅气机，沟通上下，正如《黄帝内经·灵枢·本脏》"肝下则逼胃"之说：胆藏相火，寄于肝，主决断，以安万物。

地二位：脾主土，为后天之本，肾主水，为先天之本，土水位于下以滋养万物，正如刘完素所云："夫土为万物之本，水为万物之元。水土合德，以阴居阴，同处乎下，以立地为气……"临床应用上，傅山自拟"完带汤"时曾云："况加以脾气之虚，肝气之郁，湿气之侵，热气之逼，安得不成带下之病哉？……治法宜大补脾胃之气，稍佐以舒肝之品，使风木不闭塞于地中，则地气自升腾于天上，脾气健而湿气消，自无白带之患矣。"可见，肝在脾上亦符合临床诊治经验。

（三）六位分布符合自然环境的实际情况

运用天人合一、法天象地的哲学思想，通过对自然界的取类比象，可以构建出跟自然环境类似的人体"天地六位脏象"内视图。通过内视可见：眼前是一片肥沃的大地，地下泉水流动，地上草木繁秀，在遥远的高空中，有一个发出耀眼光芒的太阳，温暖世间万物。其中，大地就是湿土，泉水就是寒水，草木就是风木，促使繁秀的生机就是少阳相火，高空就是燥金，太阳就是君火。

二、关于此图"合德"之论的来源

《黄帝内经·素问·六元正纪大论·第七十一》云："黄帝问曰：六化六变，胜复淫治……夫五运之化，或从天气，或逆天气，或从天气而逆地气，或从地气而逆天气，或相得，或不相得……和其运，调其化，使上下合德，无相夺伦，天地升降，不失其宜，五运宣行，勿乖其政，调之正味，从逆奈何？"此处"上下合德"乃五运六气的司天、在泉之气相得之意。司天在上，在泉在下，阴阳相对，一阴（厥阴）对一阳（少阳），二阴（少阴）对二阳（阳明），三阴（太阴）对三阳（太阳）。《黄帝内经·素问·天元纪大论·第六十六》云："厥阴之上，风气主之；少阴之上，热气主之；太阴之上，湿气主之；少阳之上，相火主之；阳明之上，燥气主之；太阳之上，寒气主之。所谓本也，是谓六元。"所以，燥金对君火、肝木对相火、寒水对湿土，也是"天地六位脏象之图"中属上二位、属中二位、属下二位。

马莳注："或从天气，或逆天气者，运气与司天之气有异同也。或从地气，逆地气者，运气与在泉之气有异同也。从为相得，逆为不相得。通天纪，从地理者，明司天、在泉之义也。和其运，调其化者，和调五运及六化之气也。上下合德，无相夺伦也，司天、在泉之德，不相凌夺也。"由此可知，金火合德、木火合德、土水合德，即金火、木火、土水之间的五运六化之气和谐，无相夺伦，司天、在泉之德，不相凌夺。故金火合则热而清，水土合则湿而寒，风火合则温而炎。

五运六气之化，既有合德之时，亦有相逆、不相得之时，其调整之法，《黄帝内经·素问·六元正纪大论·第七十一》有详述，此处不再赘言。

三、关于图中缺手厥阴心包和手少阳三焦的原因分析

由上文可知，天面中的"心包络"乃"心"之误。综观全图，五脏六腑，唯独缺少手厥阴心包和手少阳三焦，何故？

《针灸学》指出：在天干配合脏腑经脉中，甲配胆及胆经，乙配肝及肝经，丙配小肠、三焦及小肠经、三焦经；丁配心、心包及心经、心包经；戊配胃及胃经；己配脾及脾经；庚配大肠及大肠经；辛配肺及肺经；壬配膀胱及膀胱经；癸配肾及肾经。[①] 由于三焦为阳气之父，心包乃阴血之母，亦有人将三焦与壬相配、包络与癸相配，正如《针灸大成》所言："三焦亦向壬中寄，包络同归入癸方。"

在《医学启源》中，张元素亦称"三焦，手少阳，为父气"，认为三焦寄于膀胱，"三焦者，人之三元之气也，号曰中清之腑。……有其名而无其形，亦号孤独之府。……亦又属膀胱之宗始，主通阴阳，调虚实、呼吸"。他还认为，"心包络，手厥阴，为母血"，心包络归于丁火。《脏腑虚实标本用药式》有"心，藏神，为君火，包络为相火，代君行令，主血，主言，主汗，主笑"，未把心包络单独列出论述。

---

① 梁繁荣. 针灸学. 北京：中国中医药出版社，2005.

第四节 "天地六位脏象之图"与气机学说的关系

五运六气学说，是古人在对人文、天文、地理对应关系的长期观察后对大道法则归纳推理的公式与方法，其核心内容包括：司天在泉理论、标本中气理论。司天在泉理论是根据各年各运节气的气候特点，确定疾病流行和防治原则，对了解疾病的发生发展有重要的指导意义。标本中气理论是《黄帝内经》气化学说的理论纲领，其中又包括"开阖枢"理论。"开阖枢"理论以六经的标本中气为物质基础，以气机的升降出入为功能状态，是阐释气机运动的关键。张元素创立"天地六位脏象之图"的基本理论为五运六气学说，因此分析"天地六位脏象之图"不能脱离标本中气理论（含"开阖枢"理论）。

《黄帝内经·素问·六微旨大论》曰："少阳之上，火气治之，中见厥阴；阳明之上，燥气治之，中见太阴；太阳之上，寒气治之，中见少阴；厥阴之上，风气治之，中见少阳；少阴之上，热气治之，中见太阳；太阴之上，湿气治之，中见阳明。所谓本也，本之下，中之见也，见之下，气之标也，本标不同，气应异象。"在标本中气理论中，风、热、湿、火、燥、寒，天之六气为本；人体少阳、太阳、阳明、少阴、太阴、厥阴，三阴三阳六经为标；在本气之下，标气之上，而界于标本之间者，为中气。本气，即六气，是其主要功能的气化特性；标气，是气化作用于人体的相应表现；中气，在表里两经中起沟通作用。

《黄帝内经·素问·阴阳离合论》曰："是故三阳之离合也，太阳为开，阳明为阖，少阳为枢。……是故三阴之离合也，太阴为开，厥阴为阖，少阴为枢。……阴阳𩇕𩇕，积传为一周，气里形表而为相成也。"在"开阖枢"理论中，"开""阖""枢"是气机升降出入的具体表现形式，"开"为出，含有上升、开始的意思，"阖"为入，含有下降、蓄积之意，"枢"为"开"和"阖"的枢纽，介入升降出入之间，为三阳、三阴运转的关键。吴昆在《黄帝内经素问吴注》中高度概括了"开阖枢"理论："太阳在表，敷畅阳气，谓之开；阳明在里，受纳阳气，谓之阖；少阳在表里之间，转输阳气，犹如轴焉，故谓之枢。……太阴居中，敷布阴气，谓之开；厥阴谓之尽阴，受纳厥阴之气，谓之阖；少阴为肾，精气充满，则脾职其开，肝职其阖，肾气不充，则开阖失常，是少阴为枢轴也。"可总结如下：

本气	风	热	湿	火	燥	寒
中气	少阳	太阳	阳明	厥阴	太阴	少阴
标气	厥阴	少阴	太阴	少阳	阳明	太阳
开阖枢	阖	枢	开	枢	阖	开

为便于理解，笔者对"天地六位脏象之图"改动如下：

三才	位面	脏腑	本气	标气	开阖枢
天	太虚	肺	燥金主清	阳明	阖
	天面	心	君火主热	少阴	枢
人	风云之路	肝	风木主温	厥阴	阖
	万物之路	胆	相火主极热	少阳	枢
地	地面	脾	湿土主凉	太阴	开
	黄泉	肾	寒水主寒	太阳	开

上二位天为肺、心。心肺居于天上，象征万物之上源。肺的气化方向为"阖"，主气机下行。《内外伤辨惑论》"重明木郁则达之之理"云："天者，人之肺以应之，故曰阴本源于阳，水出高源者是也……故阴寒自此而降，以成秋收气寒之渐也。降至于地下，以成冬藏，伏诸六阳在九泉之下者也。"气机下行之源在于肺气的下降，肺之阴气沉坠，精微物质才能收藏于地。心为君火，其气化方向为"枢"，为血枢、阴枢，是人体生命活动的最高中枢，在气机运动中起主持作用。

下二位地为脾、肾。脾为后天之本，肾为先天之本，脾肾皆为人一身气血之源，均藏于地下，象征万物之根基，其气化方向皆为"开"，向上敷布阴阳之气，为人体生命活动提供物质基础，也是气机运动的根本动力。

中二位人为肝、胆。人是"气交"的代称，指天地阴阳二气相互感应而交合。《黄帝内经·素问·六微旨大论》曰："言天者求之本，言地者求之位，言人者求之气交。帝曰：何谓气交？岐伯曰：上下之位，气交之中，人之居也。"处于中二位人的肝、胆自然为气机升降的关键，起承上启下的重要作用。肝的气化方向为"阖"，其体阴，主藏血及气机下行。中医认为"肝体阴用阳"，实则为肝"体阴"，而在胆之相火支持下"用阳"，肝的气化方向以"阖"为主，若其势向上，则可发为肝风内动、肝阳上亢等证。胆为相火，其气化方向为"枢"，为气枢、阳枢，是在君火指挥下具体完成、促进人体生长发育的火。《中医大辞典》指出："君火与相火相互配合，以温养脏腑，推动人体的功能活动。"君火赖于相火的资助，相火又赖于君火的下降、肝血的涵养。气枢为胆，人阳气之升发实为相火之气化，但胆之相火需要肝血的支持，肝胆相辅相成。肝主谋虑，胆主决断，即胆的升发还需肝的谋略，故胆的枢纽作用又称"肝主升发""肝主疏泄"。肝谋枢运，布施胆之相火，推动气化，完成阳气的枢运、气机的升降，在气机运动中起主持作用。故李东垣在《脾胃论》中指出："胆木春升，余气从之，故凡脏腑十二经之气化，皆必借肝胆之气化以鼓舞之，始能调畅而不病。"

第二章

气机学说

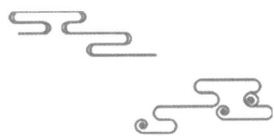

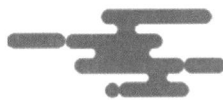

第一节 气的概述

　　本节主要概述人体之气，让读者对其概念、生成、运动、分类、生理有初步认识，以便后文进一步论述气陷病机，使言论一贯也。

一、气的概念

　　何谓人体之气？此物肉眼难察却存在，可以定义为："气是人体内活力很强、运行不息的极精微物质，是构成人体和维持人体生命活动的基本物质之一。气运行不息，推动和调控着人体内的新陈代谢，维系着人体的生命进程。气的运动停止，则意味着生命的终止。"[①] 所以，气是构成人体的最基本物质，也是维持人体生命活动的最基本物质。

二、气的生成

　　人体之气源于先天之精所化生的先天之气、水谷之精所化生的水谷之气和自然界的清气，后两者又合称为后天之气，三者结合而成人体之气。其中，肺为生气之主、脾胃为生气之源、肾为生气之根。

---

① 曹洪欣. 中医基础理论. 北京：中国中医药出版社，2004：88-89.

三、气的运动

气的运动称作"气机"。根据《黄帝内经》思想，可以简单归纳为升、降、出、入四种基本形式。升，是指气自下而上地运行；降，是指气自上而下地运行；出，是指气由内向外地运行；入，是指气由外向内地运行。故只有脏腑气机升与降、出与入之间协调平衡，各脏腑才能发挥正常生理功能。在"天地六位脏象之图"中，就演示了人体各脏腑的气机变化。

四、气的分类

一身之气，是构成人体各脏腑组织且运行于全身的极细精微物质，由于分布于人体内部的不同部位，有着各自的运动形式和功能特点，因而也就有了不同的名称。

（一）元气

元气，元者，本源也，是人体最根本之气，也是人体生命活动的原动力，故为先天之气。

1. 生成与分布

元气主要由肾脏的先天之精所化生，通过三焦而流行于全身。肾中先天之精禀受于父母的生殖之精，充养于后天化生的精气。

2. 生理功能

元气的生理功能主要有两个方面：一是推动和调节人体的生长发育和生殖机能，二是推动和调控各脏腑经络、形体官窍的生理活动。故元气亏少或元阴元阳失衡，都会引发较为严重的病变。

（二）宗气

宗气是由水谷之气与清气相结合而积聚于胸中之气，属后天之气。心肺位于天面，是为至高，气聚于此，故曰"宗气"。

1. 生成与分布

宗气源自两种气，一是脾胃运化的水谷之精所化生的水谷之气，二是肺从自然界中吸入的清气，二者相结合生成宗气。宗气聚于胸中，通过上走息道，贯注心脉及沿三焦下行的方式布散全身。三焦为诸气运行的通道，宗气还可沿三焦向下运行于脐下丹田，以资先天元气。

2. 生理功能

宗气的生理功能主要有行呼吸、行血气和资先天三个方面。宗气上走息道，推动肺的呼吸。因此，一身之气不足，即所谓气虚，在先天主要责之肾，在后天主要责之脾肺。

（三）营气

营气，营者，建造也，此气可建造人体，是行于脉中而具有营养作用的气。因其富有营养，且在脉中营运不休，故称为"营气"。

1. 生成与分布

营气来源于脾胃运化的水谷精微。水谷之精化为水谷之气，其中的精华部分化生为营气，并进入脉中运行全身。

2. 生理功能

营气的生理功能有化生血液和营养全身两个方面。若营气亏少，则会引起血液亏虚，以及使全身脏腑组织因得不到足够营养而产生生理功能减退的病理变化。

（四）卫气

卫气，卫者，守护也，是行于脉外而具有护卫作用之气。因其有卫护人体、避免外邪入侵的作用，故称为"卫气"。

1. 生成与分布

卫气来源于脾胃运化的水谷精微。水谷之精化为水谷之气，其中的剽悍滑利部分化生为卫气。其运行于脉外，不受脉道的约束，外至皮肤肌腠，内至胸腹脏腑，布散全身。

2. 生理功能

卫气有防御外邪、温养全身和调控腠理的生理功能。《黄帝内经·灵枢·本脏》所言"卫气者，所以温分肉，充皮肤，肥腠理，司开阖者也"，即对卫气三个生理功能的概括。

（五）脏腑之气、经络之气

脏腑之气和经络之气是全身之气的重要组成部分，一身之气分布到某一脏腑或某一经络，即成为某一脏腑或某一经络之气。这些气是构成各脏腑、经络的基本物质，也是推动和维持各脏腑、经络进行生理活动的物质基础。

五、气的生理

气对于人体具有十分重要的作用，它既是构成人体的基本物质之一，又是推动和调控脏腑功能活动的动力，起到维系生命进程的作用。因此，《难经·八难》言"气者，人之根本也"。人体之气的生理功能可归纳为以下五个方面：

（一）推动与调控作用

气是活力很强的精微物质，能激发和促进人体的生长发育及脏腑经络的生理功能。因此，人体的生长发育、脏腑经络的生理活动及精血津液的生成和运行输布等，都要依靠气的推动与调控作用。

（二）温煦作用

气的温煦作用，是指气可以通过气化产生热量，使人体温暖，消除寒冷。这一作用对人体有重要的生理意义：

（1）使人体维持相对恒定的体温。

（2）有助于各脏腑经络、形体官窍进行正常的生理活动。

（3）有助于精血津液的正常施泄、循行和输布，即所谓"得温而行，得寒而凝"。

（三）防御作用

气既能护卫肌表，防御外邪入侵，同时也能驱除侵入人体内的病邪。因此，气的防御作用十分重要。《黄帝内经·素问·评热病论》曰："邪之所凑，其气必虚。"

（四）固摄作用

气的固摄作用，是指气对于体内的精血津液等液态物质的固护、统摄和控制作用。这一作用可以防止这些物质无故流失，保证它们在体内发挥正常的生理作用。具体来说，气的固摄作用表现为：

（1）统摄血液，使其在脉中正常运行，防止其逸出脉外。

（2）固摄汗液、尿液、唾液、胃液、肠液，控制其分泌量、排泄量，使其有规律地排泄，防止其过多排出或无故流失。

（3）固摄精液，防止其妄加排泄。

（五）中介作用

虽然人体内部各个脏腑组织器官都是相对独立的，但是在它们之间充满了气这一物质。气成为联系人体内部各个脏腑组织器官的中介。

六、气机失调的病机

气的升降出入运动，推动和调控着脏腑经络的功能活动和精血津液的生成、运行、输布和排泄，维系着机体各种生理功能的协调。当气的运动出现异常变化，升降出入之间失去协调平衡时，概称为"气机失调"。气机失调可影响脏腑经络、精血津液各种功能的协调平衡，病变涉及脏腑经络、形体官窍各个方面。

（一）气陷

气的上升不及或下降太过，称作"气陷"。

气陷的形成，主要由于先天不足，或后天失养，或肺脾肾功能失调，也可由劳伤过度、久病耗伤、年老体弱所致。气陷，是气虚证进一步发展的一种病理变化，常称"中气下陷"或"大气下陷"。气陷是由机体升清功能下降引起的，故与脾气不升、胆气不升、肝失疏泄的关系最为密切。

气陷的临床表现以头目失养、胸闷气短、脏器下垂为主要特点。气陷则气不上荣，水谷精微不能上输于头目，头目失养可见头晕、目眩、耳鸣等症。《黄帝内经·灵枢·口问》曰："上气不足，脑为之不满，耳为之苦鸣，头为之苦倾，目为之眩。"胸中大气下陷，则心肺功能下降，可见胸中满闷、气短不足以息，甚则喘不能卧。张锡纯在《医学衷中参西录》中提出："……于肺气呼吸之外，别有气贮于胸中，以司肺脏之呼吸……此气一虚，呼吸即觉不利，而且肢体酸懒，精神昏愦，脑力心思为之顿减。若其气虚而且陷，或下陷过甚者，其人即呼吸顿停，昏然罔觉。"中气下陷，脏器维系无力，可形成脏器位置下移，如胃下垂、子宫脱垂、脱肛等病变，并见腹部坠胀、肛门坠胀、尿意频频等症状。

气陷证，以虚证表现为主，也有因虚致实者。例如，李东垣提出的阴火证，"脾胃气虚则下流于肾，阴火得以乘其土位"，症见发热、烦闷、口渴、汗出、头痛、小便数等；张锡纯提出的理郁升陷汤证，因气陷而郁结，经络湮瘀，症见局部疼闷、寒热互作、疼痛时轻时重等。

（二）气脱

气的外出太过而不能内守，称作"气脱"。

气脱的形成，多由于正气长期消耗，或大出血、大汗等导致气随血脱、气随津脱，造成机体功能严重衰退，是气虚之极而危重的一种病理变化。

气脱的临床表现以虚衰不固及功能衰竭为主要特点，可见面色苍白，汗出不止，全身瘫软，二便失禁，脉微欲绝或虚大无根等症状。气脱有虚脱和暴脱之分：精气逐渐消耗，引起脏腑功能严重衰竭者，为虚脱；精气骤然消耗殆尽，引起阴竭阳亡者，为暴脱。例如，心气虚脱则心神浮越，脉微细欲绝；肝气虚脱则目视昏蒙，四肢微搐；脾气虚脱则肌肉大脱，泻痢不止；肺气虚脱则呼吸息高，鼾声如雷；肾气虚脱则诸液滑遗，呼气困难；阴气暴脱则肤皱眶陷，烦躁昏谵；阳气暴脱则冷汗如珠、四肢厥逆。

（三）气滞

气的运行受阻，局部阻滞不通，称作"气滞"。

气滞的形成，多因情志活动，或痰湿、瘀血、外感时邪等实邪阻滞气机，或因脏腑功能失调，如脾气虚、肝气郁等。局部气机阻滞也可由外伤侵袭、用力努伤、跌仆闪挫等所致。由于人体气机升降多与肝主疏泄、肺主宣降、脾主升清、胃主降浊、肠主泌别传导功能有关，故气滞多与这些脏腑功能失调有关。

气滞的临床表现以闷、胀、痛为主要特点。由于精血津液互相影响，故气滞可引起血瘀、津停，形成瘀血、水湿痰饮、水肿等病理变化。气滞日久，还可郁而化热化火。总体而言，气滞主要由实邪所致，因气虚而滞者，一般在闷、胀、痛方面不如实证明显，并兼见相应的气虚征象。

（四）气逆

气的上升太过或下降不及，称作"气逆"。

气逆的形成，多因情志所伤，或因饮食不当，或因外邪侵犯，或因痰浊壅阻。气逆常见于肺、胃、肝等脏腑病变。

气逆的临床表现以气逆上冲为主要特点。若肺气上逆，则发为咳逆上气，甚至喘促不能眠；若胃气上逆，则发为嗳气、呃逆，甚至呕吐；若肝气上逆，则发为头胀头痛、面红目赤；甚则血随气逆，可见吐血等血证，或昏厥，正如《黄帝内经·素问·生气通天论》所言："大怒则形气绝，而血菀于上，使人薄厥。"

气逆于上，以实邪为主，也有因虚而气逆者。例如，肺阴亏虚，或肾不纳气，都可导致肺气上逆；胃阳不足、胃阴亏虚，也能导致胃气上逆。

（五）气闭

气不能外达而郁结闭塞于内，称作"气闭"。

气闭的形成，多因情志刺激，或风寒湿热痰浊等邪毒深陷于脏腑或郁闭于经络，以致清窍失其通顺。闭证，主要是指心气内闭，神失所主的病证。如精神刺激所致的气厥、剧痛所致的痛厥、痰阻气道所致的痰厥等。

气闭的临床表现以发病急骤，突然昏厥，不省人事为主要特点，一般可自行缓解，亦有因闭不复而亡者。其临床表现除昏厥外，随原因不同而伴相应症状。例如，心气内闭则谵语癫狂、神昏痉厥；膀胱气闭则小便不通；大肠气闭则大便秘结；经络气闭则关节疼痛。

第二节 气与精、血、津液及七情之关系

由于气的运行而产生的各种变化称为"气化"。在中医学中，气化实际上是指由人体之气的运行而引起的精、血、津液等物质与能量的新陈代谢过程，是生命最基本的特征之一。

一、气与精的关系

精是生命产生的本原，气是生命维系的动力。

（一）气能化精、摄精

气的运行不息能促进精的化生；气还能固摄精，防止其无故耗损外泄。

（二）精能化气

人体之精在气的推动激发作用下可化生为气。

二、气与血的关系

气与血是人体内的两大基本物质，在人体生命活动中占有很重要的地位。气属阳，主动，有推动作用；血属阴，主静，有濡养作用。

（一）气为血之帅

气能生血、行血、摄血。

（二）血为气之母

血能养气、载气。

三、气与津液的关系

气属阳，主动；津液属阴，主静。津液的生成、输布、排泄，有赖于气的推动、固摄等作用及脏气的升降运动，而气的运行离不开津液的滋润和运载。

（一）气能生津

津液来源于饮食水谷，经过脾胃运化、小肠分清别浊、大肠主津等一系列脏腑生理活动后，水谷精微被吸收，化成津液输布全身。

（二）气能行津

津液在体内的输布及其化成汗、尿等排出体外，全赖于气的升降出入运动。

（三）气能摄津

津液与血，同属液态物质，同样有赖于气的固摄作用，以防止其无故流失，并使排泄正常。

（四）津能生气

津液在输布过程中受到各脏腑阳气的蒸腾温化，可化生为气。

（五）津能载气

津能载气，除血脉之外，气的运行必须依附于津液，否则气会漂浮失散而无所归。

四、气与七情的关系

七情致病，会使脏腑气机逆乱，气血失调，从而导致各种病症发生，主要有：怒则气上、喜则气缓、悲则气消、思则气结、恐则气下、惊则气乱。

第三章

脏腑气陷论

气陷致病，非独大气下陷，五脏六腑气机下陷皆可致病也。明代缪希雍言："升降者，治法之大机也。《经》曰：高者抑之，即降之义也；下者举之，即升之义也。是以病升者用降剂，病降者用升剂。"升陷培本法源于《黄帝内经》："定其血气，各守其乡，血实宜决之，气虚宜掣引之。"掣，《广韵》谓"挽也"，《尔雅》谓"牵也"，李念莪言"提其上升，如手掣物也"，故掣引有挽回、牵引、升提之意。《黄帝内经素问集注》言"邪在气分而气虚者，宜提掣阳气以助正"，指出在正气亏虚之时当补其气而升其阳，以此作为补升并用、培本升陷的理论渊源。此法成熟于金代李东垣，其提出"内伤脾胃，乃伤其气……惟当以辛甘温之剂，补其中而升其阳"，近现代张锡纯基于此进一步将其发展为"益气、升阳、举陷"，为后世应用升陷培本法奠定了基础。

第一节　五脏的气陷病机

一、肺

肺上连气道，喉为门户，覆盖着其他脏腑，是五脏六腑中位置最高者，故称"华盖"。肺的主要生理功能有：主气、主行水、主治节、主宣肃。肺气陷导致的病变有：

（1）肺主一身之气的功能失常，会影响宗气的生成和全身之气的升降出入运动，表现为少气不足以息、声低气怯、肢倦乏力等气虚之候，甚则因肺丧失呼吸功能，清气不能入，浊气不能出，新陈代谢停止，人体生命活动也就此终结。

（2）肺气虚衰，不能助心行血，会影响心主血脉的生理功能，而出现血行障碍，症见胸闷心悸、唇舌青紫等。

（3）肺气宣降失常，失去行水职能，水道不调，则可出现水液输布和排泄障碍，症见痰饮、水肿等。

二、心

心位于胸腔偏左、膈之上、肺之下，为阳中之阳脏、五脏六腑之大主、生命之主宰。心的主要生理功能有：主血脉、主神志。心气陷导致的病变有：

（1）心脏失常，脉搏便会出现异常改变。心气不足，血液亏虚，脉道不利，则血液不畅，或血脉空虚，症见面色无华、脉象细弱无力等，甚则发生气血瘀滞，血脉受阻，症见面色灰暗，唇舌青紫，心前区憋闷、刺痛，脉象结、代、促、涩等。

（2）心主神志的功能失常，不仅会出现精神意识、思维活动的异常，症见失眠、多梦、神志不宁，甚至谵狂，或反应迟钝、精神萎靡，甚则昏迷、不省人事等，还可能影响其他脏腑的功能活动，甚至危及生命。

三、脾

脾位于腹腔上部、膈之下，与胃以膜相连，为后天之本。脾的主要生理功能有：主运化，运化水湿；主生血、统血；主升清。脾气陷导致的病变有：

（1）脾失健运，则机体的消化吸收功能会因之而失常，出现腹胀、便溏、食欲不振，甚至倦怠、消瘦、气血不足等病理变化。

（2）脾运化水湿的功能失常，必然导致水液在体内停滞，而产生水湿、痰饮等病理产物，甚则形成水肿。

（3）脾失健运，生血物质缺乏，则血液亏虚，可出现头晕眼花，面、唇、舌、爪甲淡白等血虚征象。

（4）脾失健运，阳气虚衰，则不能统摄血液。血不归经而导致出血称为"脾不统血"，临床表现为皮下出血、便血、尿血、崩漏等，尤以下部出血多见。

（5）脾气不能升清，则水谷不能运化，气血生化无源，可出现神疲乏力、眩晕、泄泻等症状。脾气下陷（又称"中气下陷"），则可见久泻脱肛甚至内脏下垂等。

中医学"脾主升清"理论源于《黄帝内经》，可以结合"脾气散精"进行理解。《黄帝内经·素问·经脉别论》云："饮入于胃，游溢精气，上输于脾，脾气散精，上归于肺，通调水道，下输膀胱。"人体的气血，由水谷精微化生而成，"脾主升清"会输布精微、气血等物质，人体各脏腑器官、四肢百骸，只有获得充足的营养供应，才能正常运转，正如手得血而能握、足得血而能行、鼻得血而能嗅。《黄帝内经·素问·太阴阳明论》云："脾病而四肢不用何也？……四肢皆禀气于胃，而不得至经，必因于脾，乃得禀也。今脾病不能为胃行其津液，四肢不得禀水谷气，气日以衰，脉道不利，筋骨肌肉皆无气以生，故不用焉。"然"脾气散精"可以由脾直接向五脏六腑宣散，即"中央土以溉四旁"，也可以先由脾将水谷精微上输于心、肺，再经过蒸化，通过肺的宣发与肃降作用布散于周身，维持人体正常生命活动。《黄帝内经·素问·阴阳应象大论》谓"清阳出上窍，浊阴出下窍；清阳发腠理，浊阴走五脏；清阳实四肢，浊阴归六府""清阳为天，浊阴为地。地气上为云，天气下为雨；雨出地气，云出天气"，指明了清阳升、浊阴降对于维持人体正常生命活动的重要性。由此可知，人体阳气的升发，与"脾主升清"有密切联系，需要人体上部清阳——脾的升清作用才能完成。此外，还有医家将内脏的位置固定与"脾主升清"理论紧密联系。

四、肝

肝位于腹部、膈之下、右胁下而偏左。肝的主要生理功能有：主疏泄，主藏血、生血。肝气陷导致的病变有：

（1）肝疏泄不及，则表现为郁郁寡欢、多愁善感等。

（2）肝失疏泄，犯脾克胃，必致脾胃升降失常，临床表现除有肝气郁结症状外，还可出现胃气不降的嗳气脘痞、呕恶纳减等肝胃不和症状，以及脾气不升的腹胀、便溏等肝脾不调症状。

（3）肝气郁结，影响胆汁的分泌和排泄，可导致脾胃的消化吸收障碍，出现胁痛、口苦、纳食不化甚至黄疸等。

（4）肝失疏泄，气机不调，必然影响气血运行。若气机阻滞而致血瘀，可见胸胁刺痛，甚至积瘕、肿块、痛经、闭经等。若气机逆乱，可致血液不循常道而出血。

（5）肝失疏泄，三焦气机阻滞而致水停，可见痰饮、水肿，或水臌等。

（6）肝失疏泄而致冲任失调，气血不和，可见月经、带下、胎产之疾，以及性功能异常、不孕等。肝之疏泄失常，必致开阖失度。肝疏泄不及，可见性欲低下、阳痿、精少、不孕等。

五、肾

肾位于腰部脊柱两侧，左右各一，右微下，左微上。肾的主要生理功能有：主藏精、主水液、主纳气、主一身阴阳。肾气陷导致的病变有：

（1）肾藏精功能失常，会导致性功能异常、生殖功能下降。

（2）精亏则生命力弱，卫外不固，适应力弱，邪侵而病。

（3）肾主水液功能失调，气化失职，开阖失度，会引起水液代谢障碍。气化失常，关门不利，阖多开少，小便的生成和排泄会发生障碍，引起尿少、水肿等病理现象；开多阖少，则可见尿多、尿频等症状。

（4）肾主纳气功能减退，摄纳无权，吸入之气不能归于肾，会出现呼多吸少、吸气困难、动则喘甚等肾不纳气的病理变化。

（5）肾阴虚，则表现为五心烦热、眩晕耳鸣、腰膝酸软、男子遗精、女子梦交等症状；肾阳虚，则表现为精神疲惫、腰膝冷痛、形寒肢冷、小便不利或遗尿、尿失禁，以及男子阳痿、女子宫寒不孕等性功能减退和水肿等症状。

（6）肾气下陷是因肾气亏虚而致精微不固。先天元气位居下焦以化源生息，而盆腔亦安下焦，耗散肾气会致气陷不固而脏器、精微下溜。清代何梦瑶有"……升阳最妙。肾气独沉者宜升……""以涩治脱，未止，不如泻心；泻心不止，不如升阳"之说，故治疗肾阳不举、精气下陷者，当谨遵《黄帝内经·素问·至真要大论》"下者举之……不足补之"治法，结合李东垣从下焦阴分引清气升于阳分的"推而扬之"治法，予以温肾化气、益精升阳。

第二节　六腑的气陷病机

一、大肠

大肠居腹中，其上口在阑门处接小肠，其下端紧接肛门，包括结肠和直肠。大肠的主要生理功能有：主传导糟粕、主吸收津液。大肠气陷导致的病变有：

大肠若传导失常，会出现泄泻。如大肠虚寒，无力吸收水分，则水谷杂下，出现肠鸣、腹痛、泄泻等。

二、小肠

小肠居腹中，上接幽门，与胃相通，下连大肠，包括回肠、空肠、十二指肠。小肠的主要生理功能有：主受盛化物、主分清别浊。小肠气陷导致的病变有：

（1）小肠若受盛功能失调，传化停止，则气机失于通调，滞而为痛，表现为腹部疼痛等；若化物功能失调，可导致消化、吸收障碍，表现为腹胀、腹泻、便溏等。

（2）小肠分清别浊功能失调，水液归于糟粕，会出现水谷混杂而下，表现为便溏、泄泻等。"小肠主液"，若小肠清浊不分，不仅影响大便，还影响小便，表现为小便短少。脾胃纳运功能，实际上包括了现代消化生理学的全部内容，以及营养生理学的部分内容。故《医原》曰："人纳水谷，脾化精微之气以上升，小肠化糟粕传于大肠而下降。"所谓"脾化精微之气以上升"，实即小肠的消化吸收功能。所以，小肠消化吸收不良之候，属脾失健运范畴，多从脾胃论治。

三、胃

胃是腹腔中容纳食物的器官，为水谷精微之仓、气血之海。胃以通降为顺。胃的主要生理功能有：主受纳水谷、主腐熟水谷。胃气陷导致的病变有：

胃有病变，会影响其受纳功能，出现纳呆、厌食、胃脘胀闷等症状。不能食，往往胃的受纳功能弱。

四、胆

胆居六腑之首，又隶属于奇恒之府。胆的主要生理功能有：主贮存、排泄胆汁，主决断，主调节脏腑气。胆气陷导致的病变有：

（1）胆汁外溢，浸渍肌肤，则发为黄疸，以目黄、身黄、小便黄为特征。

（2）胆气虚弱者，在受到精神刺激的不良影响时，易于形成疾病，表现为胆怯易惊、善恐、失眠、多梦等精神情志病变。

五、膀胱

膀胱又称"净腑、水府、玉海、脬、尿胞"，位于下腹部，在脏腑中居最下处。膀胱的主要生理功能有：主贮存、排泄尿液。膀胱气陷导致的病变有：

膀胱的贮尿、排尿功能，全赖于肾的固摄、气化功能。所谓膀胱气化，实际上属于肾的气化作用。若肾的固摄、气化功能失常，则膀胱气化失司，开阖失度，可出现小便不利、癃闭，以及尿频、尿急、遗尿、尿失禁等症状。

六、三焦

三焦是上焦、中焦、下焦的合称，又称"外腑、孤脏"，属脏腑中最大的腑。三焦的主要生理功能有：主升降诸气、主通行水液。三焦气陷导致的病变有：

（1）影响整个人体的气化作用。

（2）影响体内整个水液代谢过程。

（3）影响运行水谷，协助输布精微、排泄废物的作用。

第四章

气陷证论治

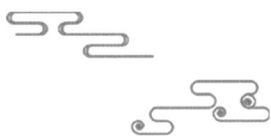

第一节　从震卦论治气陷证

　　气陷者，乃气自阳入于阴也，其象类震卦（见下图），两阴爻在上，一阳爻在下。阳居阴下，必萌动激发，以振其阳。对人体而言，清气居下，亦为所病。正如《黄帝内经》所云："清气在下，则生飧泄。"气陷者何以治之？一者培气，二者升阳。脾胃为后天之本、气血生化之源，故培气之法，当为补益脾胃之气也。何为升阳之法？观震卦，其五行属木，在脏为肝。肝主疏泄，其气主升，具升宣人体气机之功，故肝气升发条达，人体气机方能调畅。脾气之升清亦赖于肝气之升发，故有"土得木而达"之意，因而古人又有"脾之升从乎肝"之说。若肝失疏泄，则中土易滞，肝气亏虚，升发不及，其气必下陷无疑。李东垣、张锡纯深得其中要义，故在补中益气汤或升陷汤中佐有升麻、柴胡之药。

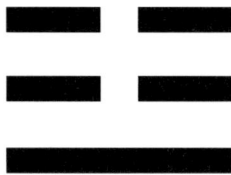

震卦

第二节 从"天地六位脏象之图"分析 气陷证的病机和治法

气的升降出入运动失去协调平衡，则为气机失常。人体常见的病理变化包括：气陷、气脱、气滞、气逆、气闭。气陷，一般可分为大气下陷、中气下陷。本节试从"天地六位脏象之图"分析气陷证的病机和治法。

大气的概念来源于《黄帝内经》："谷始入于胃，其精微者，先出于胃之两焦，以溉五脏，别出两行，营卫之道。其大气之抟而不行者，积于胸中，命曰气海，出于肺，循喉咽，故呼则出，吸则入。"大气下陷理论是张锡纯精研《黄帝内经》及以往各医家经验后提出的，《医学衷中参西录·升陷汤》记载："夫均是气也，至胸中之气，独名为大气者，诚以其能撑持全身，为诸气之纲领，包举肺外，司呼吸之枢机，故郑而重之曰大气。……此气一虚，呼吸即觉不利，而且肢体酸懒，精神昏愦，脑力心思为之顿减。若其气虚而且陷，或下陷过甚者，其人即呼吸顿停，昏然罔觉。"从"天地六位脏象之图"中可以看出，大气居于胸中，为上二位天，由肺、心组成，大气下陷即肺之"阖"太过、心之"枢"异常，导致心肺之气下陷。此外，阳明（肺）的中气为太阴（脾），少阴（心）的中气为太阳（肾），脾肾之"开"异常，将造成供给肺、心的能量物质缺乏，进而导致大气下陷。处于中二位人的胆为阳枢、相火，相火失职，君火不明，也可导致大气下陷。

大气指的是上二位天之气，中气则泛指中焦脾胃之气，中气下陷理论可认为是脾气下陷，脾"开"的功能受限，症见脏器位置下移，如胃下垂、子宫脱垂、脱肛等病变，并见腹部坠胀、肛门坠胀、尿意频频等症状。

气陷证的治法包括：一为甘温补益，如味甘性温之黄芪、人参、炙甘草大补脾、肺之气，恢复太阴、阳明的正常功能。二为风药升清，如柴胡、升麻等。《脾胃论·脾胃胜衰论》曰："诸风药升发阳气，以滋肝胆之用，是令阳气生，上出于阴分。"风药可助中二位人之肝、胆升发，部分药物还入脾、胃经，能助脾"开"。三为味苦沉降，如补中益气汤加枳壳，升陷汤用知母，枳壳、知母性降，与肺"阖"之性相合。阳明得降，气机运动才能顺畅，若一味升提气机，则易弄巧成拙，形成虚不受补的局面。故《脾胃论·脾胃胜衰论》曰："今所立方中，有辛甘温药者，非独用也；复有甘苦大寒之剂，亦非独用也。以火、酒二制为之使，引苦甘寒药至顶，而复入于肾肝之下，此所谓升降浮沉之道。"

提到李东垣对气陷的论述，就不能不提阴火证。《脾胃论·补脾胃泻阴火升阳汤》曰："脾为劳倦所伤，劳则气耗，而心火炽动，血脉沸腾，则血病，而阳气不治，阴火乃独炎上，而走于空窍，以至燎于周身……脾胃气虚则下流于肾，阴火得以乘其土位。"阴火证，顾名思义，乃是阴病之火，阴血伏火，阳气不升，不能走于空窍，则阴火乘之，症见发热、烦闷、口渴、汗出、头痛、小便数等。由于阴火证在李东垣的著作中多以"心火者，阴火也""肾间……阴火上冲""下焦相火"等出现，故后世对于阴火的概念存在较大争议，但若从李东垣的老师张元素创立的"天地六位脏象之图"分析阴火证，很多问题都可以找到答案。

《内外伤辨惑论·辨寒热》言"肾间受脾胃下流之湿气，闭塞其下，致阴火上冲"，这是对阴火起因的解释。根据"天地六位脏象之图"，下二位地为脾、肾，脾虚气机下陷则陷于肾间，湿气闭塞脾肾，则"开"的功能受限，精血津液不能敷布于上，郁而化热，故"肾间……阴火上冲"指的是内蕴之湿热，非肾中相火，故可"乘其土位"，属于阴病之火。少阴（心）的中气为太阳（肾），太阳"开"的功能受限，肾水不能上济于心，则心火亢盛，心为血枢，血病沸腾则阴火自生，故曰"心火者，阴火也"，这里指的是病理之心火，亦是阴病之火。

脾虚下陷可导致阴火，阴火同样会加剧阳气的下陷。《脾胃论·脾胃胜衰论》曰："阴血受火邪则阴盛，阴盛则上乘阳分，而阳道不行，无生发升腾之气也。"为何阴火会伤生发升腾之气呢？关键还是阴火扰乱了阳分的心"枢"，君火的枢运功能受阻，气机运动失调，故无生发升腾之气。

阴火证的治法主要有二：一为健脾升清，以绝阴火之源。《脾胃论·脾胃胜衰论》曰："泻阴火，以诸风药升发阳气，以滋肝胆之用，是令阳气生，上出于阴分。"脾胃之气得以升清，则不会内陷以致脾、肾"开"的功能失司而内蕴阴火。二为生阴血，泻阴火。《内外伤辨惑论·饮食劳倦论》曰："仲景之法，血虚以人参补之，阳旺则能生阴血，更以当归和之。少加黄柏以救肾水，能泻阴中之伏火。如烦犹不止，少加生地黄补肾水，水旺而心火自降。"以人参、当归补心气、生心血则阴血生，心阴足则阴火灭。由于心火亢盛为肾的"闭塞"所致，故可加少量黄柏以泻火救肾水，甚则加少量生地黄补肾，以促肾"开"，使肾水上济于心。

第三节　气陷治疗常用中药

　　张元素精研五运六气理论，其根据运气理论对脏象学说进行发挥，创立了"天地六位脏象之图"，并对《黄帝内经》中药物"气味厚薄"理论进行进一步推演和阐释，发展了"药类法象"的中药学升降理论，为中药学的发展做出了伟大贡献。讨论气机失调的治疗，离不开药物的升降理论，即"药类法象"，故本节运用"药类法象"理论对气陷治疗的常用中药进行分类。从前文可知，气陷证的主要治法包括甘温补益、风药升清、味苦沉降，相关中药按照"药类法象"理论可分为湿化成、风升生、降燥收、寒沉藏四类。

一、湿化成

　　戊，土，其本气平，其兼气温凉寒热，在人以胃应之。己，土，其本味咸，其兼味辛甘咸苦，在人以脾应之。

——《医学启源》

（一）黄芪

　　黄芪气温，味甘，纯阳。甘，微温，性平。入手少阳经、足太阴经，足少阴、命门之剂。功效如下：

　　（1）补气升阳。用治脾胃虚弱、食少便溏、倦怠乏力、脏器下垂、水肿等。黄芪善补肺气，治肺虚气短，声低懒言、神疲乏力之症，常配党参、白术、淮山、炙甘草。治脱肛、子宫脱垂、胃下垂、肾下垂以及气虚血脱的崩漏之症，常配升麻、柴胡等风药。蜜制的黄芪补益力更强。治水肿症，常配白术、防己，多用于治疗慢性肾炎蛋白尿、糖尿病晚期等。

（2）益卫固表。用治气虚自汗。黄芪补气之中而有外达之性，故能补气固表以止汗。黄芪的固表止汗作用较好，临床上通过不同配伍，能治疗各种汗出症：同助阳药配伍，治阳虚自汗；同补气药配伍，治气虚自汗；同滋补药配伍，治阴虚盗汗。若气血不足，外受风寒，又不能作汗，在解表药中配伍黄芪，能鼓舞阳气，补益汗源，使其发汗，所谓"黄芪有汗能止，无汗能发"就是这个道理，这时宜生用。

（3）补气生血。用治血虚、气血两虚证，常与当归配伍。

（4）益气通痹。用治气虚血滞。黄芪可补气以行血通痹，治中风可配伍川芎、地龙等活血通络药，如补阳还五汤。治以气虚为主的痹痛、肌肤麻木，常配伍桂枝、芍药，如黄芪桂枝五物汤。

（5）托疮排脓。用治气虚痈疽久不溃破，或溃后久不愈合，常与党参、肉桂同用。取黄芪补气健脾，能促进脓疱早溃和肌肉新生，有排脓生肌作用。

王好古《汤液本草》："（黄芪）治气虚盗汗并自汗，即皮表之药；又治肤痛，则表药可知；又治咯血，柔脾胃，是为中州药也；又治伤寒、尺脉不至，又补肾脏元气，为里药。是上、中、下、内、外三焦之药。"

（二）人参

人参气温，味甘。甘而微苦，微寒，气味俱轻。阳也，阳中微阴。归脾、肺经。功效如下：

（1）大补元气。用治元气虚脱。治气虚欲脱，症见面色苍白、心悸不安、虚汗不止、脉微欲绝者，可配伍麦冬、五味子。治气脱亡阳，以上症状兼有冷汗淋漓、四肢不温，每与附子同用。

（2）补脾益肺。用治气虚证。治脾胃虚弱、食少便溏、倦怠无力、呕吐泄泻、舌淡脉缓者，常与白术、茯苓配伍。治肺气不足，咳喘乏力、动则益甚，自汗脉虚，易感风寒者，常与黄芪、五味子配伍。治肾不纳气者，多与胡桃仁、蛤蚧、熟地等同用。

（3）生津止渴。用治津伤口渴，消渴证。治津伤口渴，热伤气阴，身热烦渴，汗出体倦，脉大无力，每与石膏、知母同用，如白虎加人参汤。治内热消渴，烦渴不止，脉数无力，属内热而气阴不足者，常与养阴清热药同用。

（4）安神益智。主治气血不足引起的心神不安、失眠健忘，常配茯神、酸枣仁、龙眼肉等养心安神药。

李东垣《药类法象》："（人参）治脾肺阳气不足，及能补肺。气促，短气、少气。补而缓中，泻脾肺胃中火邪，善治短气。非升麻为引用，不能补上升之气，升麻一分、人参三分，为相得也。若补下焦元气，泻肾中火邪，茯苓为之使。"

（三）甘草

甘草气平，味甘，阳也。入足厥阴经、太阴经、少阴经。功效如下：

（1）补脾益气。用治脾胃虚弱证。因其作用和缓，多作辅助药用，常与人参、白术、茯苓同用。

（2）益气复脉。用治心气不足证，如脉结代、心动悸、气短。常与人参、阿胶、生地黄等配伍，如炙甘草汤。

（3）清热解毒。用治热毒证。治热毒上攻，咽喉肿痛者，多与桔梗同用。治热毒疮疡者，常与金银花、连翘等清热解毒药配伍。

（4）缓急止痛。用治寒热虚实多种咳喘，肢体、脘腹挛急疼痛。甘草味甘能缓，缓肺之急则治咳喘，缓肝之急则止痉挛疼痛。

（5）调和药性。用于缓和寒热补泻各类药物的烈性，或减轻毒副作用，故被称为"国老"。对药物或食物中毒有一定的解毒作用。

王好古《汤液本草》："或问：附子理中、调胃承气皆用甘草者，如何是调和之意？答曰：附子理中用甘草，恐其僭上也；调胃承气用甘草，恐其速下也。二药用之非和也，皆缓也。小柴胡有柴胡、黄芩之寒，人参、半夏之温，其中用甘草者，则有调和之意。中不满而用甘，为之补，中满者用甘，为之泄，此升降浮沉也。凤髓丹之甘，缓肾湿而生元气，亦甘补之意也。《经》云：以甘补之，以甘泻之，以甘缓之。《本草》谓：安和七十二种石、一千二百种草，名为国老，虽非君而为君所宗，所以能安和草、石而解诸毒也。于此可见调和之意。夫五味之用，苦直行而泄，辛横行而散，酸束而收敛，咸止而软坚，甘上行而发，如何《本草》言下气？盖甘之味，有升降浮沉，可上可下，可内可外，有和有缓，有补有泻，居中之道尽矣。"

（四）白术

白术气温，味甘。苦而甘、温，味浓气薄，阴中之阳也。入手太阳、少阴经，足阳明、太阴、少阴、厥阴四经。功效如下：

（1）补气健脾。用治脾胃虚弱、食少泄泻、痰饮眩悸、水肿、带下等。白术甘温补虚，苦温燥湿，常用治脾虚兼有水饮痰湿证。治脾虚泄泻者，常与人参、茯苓、白扁豆等配伍，如参苓白术散。治脾虚痰饮内停者，常与桂枝、茯苓配伍，温化痰饮。治水肿、带下等，常与白术、车前子、茯苓同用。

（2）固表止汗。用治气虚自汗。白术益气固表的功用类似于黄芪，而力度稍弱，常与黄芪同用。

（3）益气安胎。用治妇女妊娠、脾虚生化无源、胎动不安证。治气血两虚者，常与人参、黄芪、当归等配伍，以益气养血安胎，如泰山磐石散。治兼有内热者，常配伍黄芩。治兼有气滞者，多与砂仁、紫苏梗等药配伍，以理气安胎。

张元素云："（白术）温中去湿，除热，降胃气，苍术亦同，但味颇浓耳。下行则用之，甘温补阳，健脾逐水，寒淫所胜，缓脾生津去湿，渴者用之……除湿利水道，如何是益津液。"（《汤液本草》）

（五）苍术

苍术气温，味甘、辛。入足阳明、太阴经。功效如下：

（1）健脾祛湿。用治湿阻中焦，脾失健运证，症见脘腹胀满、恶心呕吐、便溏泄泻等。常与厚朴、陈皮配伍。治脾虚水停的痰饮、水肿者，可与茯苓、泽泻、猪苓等利水渗湿药同用。

（2）祛邪胜湿。用治风寒湿邪、湿痹证。苍术辛香燥烈，能发汗祛邪，常与羌活、白芷等配伍，以治风寒表证夹湿者。辛可通痹，与薏苡仁、独活等配伍可治湿痹，与黄柏、知母等同用可治湿热痹痛、湿热下注等证。

（3）明目。用治夜盲症，眼目昏涩。多与羊肝、猪肝蒸煮同服。

李东垣《药类法象》："（苍术）主治同白术，若除上湿、发汗，功最大；若补中焦、除湿，力小，如白术也。"

二、风升生

味之薄者，阴中之阳，味薄则通，酸、苦、咸、平是也。

——《医学启源》

（一）防风

防风气温，味甘、辛，纯阳。太阳经本经药，足阳明胃经、足太阴脾经行经之药。功效如下：

（1）祛风解表。用治外感风寒、风湿、风热表证，风邪所致瘾疹瘙痒。治风寒表证者，常与荆芥、羌活等同用。治外感风湿者，多与羌活、藁本配伍，如羌活胜湿汤。治风热感冒者，常配伍薄荷、蝉蜕、连翘等辛凉解表药。治肌表不固而外感风邪者，可与黄芪、白术同用，如玉屏风散。治风寒瘾疹瘙痒者，常与麻黄、白芷、苍耳子配伍。治风热痒疹者，多与薄荷、蝉蜕、僵蚕等同用。治血虚风燥者，常与当归、地黄等配伍，如消风散。

（2）祛风胜湿。用治风湿痹痛、湿盛泄泻证。治风寒湿痹，筋脉挛急疼痛者，多配伍羌活、独活、姜黄等祛风湿、止痹痛药。防风辛温而药性平和，风寒湿邪郁而化热，关节红肿热痛者，亦可用之。防风气味俱升，可用治脾虚湿盛、清阳不升所致泄泻，常与黄芪、白术、柴胡配伍，如升阳益胃汤。

（3）熄风止痉。用治破伤风、肝郁犯脾证。治四肢抽搐、角弓反张的破伤风证，多与天麻、天南星、白附子等祛风止痉药同用，以辛散外风，熄内风而止痉。治肝脾不和，腹痛而泻者，常与白术、白芍配伍，如痛泻要方。

黄元御《长沙药解》："厥阴风木之气，土湿而木气不达，则郁怒而风生。防风辛燥发扬，最泻湿土而达木郁，木达而风自息，非防风之发散风邪也。风木疏泄，则窍开而汗出，风静而汗自收，非防风之收敛肌表也。其诸主治，行经络，逐湿淫，通关节，止疼痛，舒筋脉，伸急挛，活肢节，起瘫痪，清赤眼，收冷泪，敛自汗盗汗，断漏下崩中。"

（二）升麻

升麻气平，味苦而甘。微苦，微寒，味薄气浓，阳中之阴也。阳明经本经药，亦走手阳明经、太阴经。功效如下：

（1）发表透疹。用治外感风寒、风热，或麻疹。治风热感冒者，多与桑叶、菊花配伍。治风寒感冒者，可与麻黄、白芷等配伍。治外感风热夹湿，前额疼痛，呕逆痞满者，可与苍术、葛根配伍，如清震汤。治麻疹初起透发不畅者，常与葛根配伍，如升麻葛根汤。

（2）清热解毒。用治牙痛、喉痛、口疮、痈肿疮毒等热毒证，尤擅于治疗阳明热毒。治牙龈肿痛、口疮作痛，证属阳明内热者，常与石膏、黄连同用，如清胃汤。治痈疮肿毒者，多与紫花地丁、蒲公英、金银花等清热解毒药配伍。

（3）升阳举陷。用治中气下陷，久泻久痢，脏器下垂，脱肛，妇女崩、带。升麻入脾胃经，善引脾胃清阳之气上升。治久泻久痢、脏器脱垂者，多与黄芪、人参、柴胡配伍，如补中益气汤。治气虚下陷所致月经量多、崩漏，或白带过多者，多配伍白术、黄芪等。

李东垣《用药心法》："（升麻）发散本经风邪，元气不足者，用此于阴中升阳气上行。"

（三）柴胡

柴胡气平，味微苦，微寒，辛。气味俱轻，阳也，升也，纯阳。归肝、胆、肺经。功效如下：

（1）疏散退热。用治感冒发热、寒热往来、疟疾。治风寒感冒者，常与防风、生姜配伍。治风热感冒者，多与菊花、薄荷等辛凉解表药同用。治邪在少阳，往来寒热者，常与黄芩、半夏同用，和解少阳，如小柴胡汤。治疟疾者，多与黄芩、常山、槟榔同用，如柴胡截疟饮。

（2）疏肝解郁。用治肝郁气滞、胸胁胀痛、月经不调。治肝气郁滞明显者，多与香附、川芎、白芍同用，如柴胡疏肝散。治肝郁脾虚，兼有血虚者，常与当归、白芍、白术配伍，如逍遥散。

（3）升举阳气。用治气虚下陷，久泻脱肛、脏器脱垂者，多配伍黄芪、人参、柴胡，如补中益气汤。

王好古《汤液本草》："（柴胡）能去脏腑内外俱乏，既能引清气上行而顺阳道，又入足少阳，盖以少阳之气，初出地之皮为嫩阳，故以少阳当之。……在经主气，在脏主血。证前行则恶热，却退则恶寒，虽气之微寒，味之薄者，故能行经。若佐以三棱、广术、巴豆之类，故能消坚积，是主血也。"

（四）羌活

羌活气微温，味苦而甘、辛，苦、辛，气味俱轻，阳也。太阳经本经药，亦走足太阳经、厥阴经。功效如下：

（1）解表散寒除湿。用治外感风寒夹湿或风湿在表者。治外感风寒夹湿，肢体酸痛明显者，常与川芎、细辛、白芷配伍。治风湿在表，一身尽痛者，多配伍独活、藁本、川芎。

（2）祛风湿，止痹痛。羌活气味雄烈，善于升散，可解表、除湿、止痛。用治风寒湿痹，头颈、肩背酸痛，常配伍防风、川芎、姜黄等药通痹止痛。

王好古《汤液本草》："太阳经头痛，肢节痛，一身尽痛，非此不治。又云：羌治，足太阳、厥阴、少阴药也。与独活不分二种，后人用羌活，多用鞭节者；用独活，多用鬼眼者。羌活则气雄，独活则气细，故雄者入足太阳，细者入足少阴也。又钱氏泻青丸用此，壬乙同归一治也。或问：治头痛者何？答曰：巨阳从头走足，惟厥阴与督脉会于巅，逆而上行，诸阳不得下，故令头痛也。"

（五）独活

独活气微温，味苦而甘、辛。气浓味薄，升也。足少阴肾经行经药。功效如下：

（1）祛风除湿。用治风寒湿邪所致表证、痹证，痹证无论久新皆可治之，尤以下半身痹证为宜。治风寒湿痹者，常与当归、羌活、防风同用。治久痹正虚者，多与桑寄生、杜仲、人参等配伍，如独活寄生汤。

（2）搜风止痛。用治少阴伏风头痛，症见头痛喘逆、目眩齿痛。

钟赣生主编《中药学》："羌活与独活均能祛风湿，止痛，解表，以治风寒湿痹，风寒夹湿表证，头痛。但羌活性较燥烈，发散力强，常用于风寒湿痹，痛在上半身者；独活性较缓和，发散力较弱，多用于风寒湿痹在下半身者。若风寒湿痹，一身尽痛，两者常配伍应用。"

（六）葛根

葛根气平，味甘、辛，性凉。阳明经引经药，足阳明经行经药。功效如下：

（1）退热透疹。用治外感表证发热，外感风寒、风热、风湿皆可选用，麻疹透发不畅亦可用。治风寒发热者，多与桂枝、生姜配伍，如桂枝加葛根汤。治风热发热者，常与薄荷、菊花、蔓荆子等药配伍。治麻疹透发不畅者，常与升麻、芍药配伍，如升麻葛根汤。

（2）生津止渴。用治热耗津液或津液不升证。葛根甘凉清热，又可升脾胃清阳之气，引津液上行而止渴。治热病津伤口渴者，常与芦根、天花粉、石膏等清热润燥药同用。治内热消渴，气阴不足者，多与黄芪、麦冬、天花粉等配伍。

（3）升阳止泻。用治清气不升之泻痢证。治脾虚泄泻者，常与人参、白术等配伍，如七味白术散。治在表邪热入里或湿热泻痢者，多与黄芩、黄连同用，如葛根芩连汤。

（4）通经活络。用治经络痹阻。葛根善于祛邪通络，缓解外邪痹阻，经络不通，筋脉失养所致疼痛。治风寒感冒所致颈背痛，常与麻黄、桂枝同用，如葛根汤。治中风偏瘫、胸痹心痛、眩晕头痛，可与三七、丹参、川芎等活血化瘀药配伍。

（5）解酒毒。用治酒毒伤中、恶心呕吐、脘腹痞满者。多与枳椇子、陈皮等配伍。

邹澍《本经疏证》："葛则根白气平味辛，无一不似肺，是其量可及肺，……至肺者开皮毛，故葛有散发腠理之效。本经三物（葛根、瓜蒌、土瓜）主治，均以消渴为首，推其根柢，概可想见矣。特三物皆自下而上，乃葛则散发阳邪，而曰起阴气，二物能润滑枯槁，反不曰起阴气，何哉？盖阳以引阳，阴以引阴，阴主形，阳主气，脾为阴，胃为阳，故二物者，止能引脾家有形之津液，不能引胃家无形之气。且阴宜升，阳宜降，胃气之升，不能自至于肺，必因于脾乃能至也。是其由胃入脾，遂曳脾阴以至肺，阴阳并至，津气兼升，故《本经》特书其功曰起阴气，……《六微旨大论》曰：阳明之上，燥气治之，中见太阴。《至真要大论》曰：阳明不从标本，从乎中；从乎中者，以中气为化也。盖燥气为阳明之本，阳明为燥气之标，然却不从燥，而从太阴之湿土以化，故曰从中也。葛根之用，即《本经》起阴气一语，正合于从太阴之湿土，以行其化，提胃中郁热，鼓舞其阳，从以上行，观其首主消渴可知矣。《太阴阳明论》曰：脾主为胃行其津液。《阴阳别论》曰：所谓阳者，胃脘之阳，然阳必根于阴，故起阴气，即达胃阳；能达胃阳，则胃之郁遏散，而头面肌肉腠理之表，凡因胃阳不畅，勾留不散者，均无不由汗解矣。其止胁风痛，又似能治肝者，盖阴气之起，固与厥阴风木无异，第达胃脘之阳，则木气亦畅，故治胁下风气作痛者用之。即由于悲伤烦恼，致肝抑郁而胁痛者，亦同诸药用之，则知其能发土气以达木气，极有妙理，岂徒在驱风以论其功哉。"

（七）桔梗

桔梗气微温，味甘而苦、辛，阳中之阳。味浓气轻，阳中之阴。入足少阴经，手太阴肺经药。功效如下：

（1）宣肺祛痰。用治咳嗽痰多，或咯痰不爽，无论寒热虚实皆可应用。治风寒咳嗽者，常与紫苏叶、杏仁配伍。治风热咳嗽者，多与桑叶、沙参同用。治肺寒痰多者，可与干姜、半夏、细辛等配伍，以温肺化痰。治肺热黄痰者，可与瓜蒌、浙贝母、黄芩等同用。

（2）利咽开音。用治外邪犯肺，咽痛喑哑者。治咽痛失音，而咽痛不甚者，可与甘草同用，如桔梗汤。治热毒壅盛，咽喉肿痛者，多与射干、马勃、板蓝根等配伍。

（3）消瘀排脓。用治肺痈、疮痈。治肺痈胸痛、咳痰腥臭者，多配伍甘草、鱼腥草、芦根等清肺消痈。治疮痈脓肿者，多与枳实、芍药配伍，如《金匮要略》排脓散。

桔梗开宣肺气以行气，《神农本草经》记载其可治"腹满，肠鸣幽幽"，治胸腹结气则多与枳壳同用。桔梗开宣肺气，又可通利二便，治癃闭、便秘。

张元素云："（桔梗）与国老并行，同为舟楫之剂。如将军苦

泄峻下之药，欲引至胸中至高之分成功，非此辛甘不居，譬如铁石入江，非舟楫不载，故用辛甘之剂以升之也。"（《汤液本草》）

（八）蔓荆子

蔓荆子气清，味辛温苦、甘，阳中之阴。太阳经药。功效如下：

（1）疏散风热。用治疏散头面风热之邪。治风热感冒而头晕头痛、目赤多泪、牙龈肿痛者，常与菊花、薄荷等同用。治风邪上攻之偏头痛者，多与川芎、白芷、细辛等配伍。

（2）清利头目。不仅用治风热所致头目不清，还可用治内伤病所致头目不清。治肝肾不足而目暗不明、耳鸣耳聋者，可与枸杞、地黄等同用。治清阳不升而头晕目眩、耳鸣耳聋者，多与黄芪、人参、升麻配伍，如益气聪明汤。

周岩《本草思辨录》："盖人知蔓荆为辛寒之药，而不知其苦温乃过于辛寒也。《本经》味苦微寒，微字本有斟酌；《别录》补出辛平温，则全体具见。……蔓荆生于水滨，实色黑斑，宜其入肾。然气味辛寒而兼苦温，又得太阳本寒标热之气化，用能由阴达阳，以阳化阴。其体轻虚上行，虽《本经》所谓筋骨间寒热湿痹拘挛者，亦能化湿以通痹；而搜逐之任，性终不耐，故古方用之者少。惟风头痛脑鸣，则确有专长。"

（九）麻黄

麻黄气温，味苦而甘、辛，气味俱薄，阳也，升也。甘热，纯阳。手太阴之剂，入足太阳经，走手少阴经，阳明经药。功效如下：

（1）发汗解表。用治外感风寒表实证。多与桂枝、生姜配伍，以发汗散寒。其性散寒通滞，也可用治风寒湿痹，在表之阴疽痰核。

（2）宣肺平喘。用治肺气壅遏所致喘咳胸闷。治风寒表实而喘逆咳嗽者，常与杏仁、桂枝配伍，如麻黄汤。治寒痰停饮，咳嗽气喘者，多与细辛、干姜、半夏同用，如小青龙汤。治肺热喘急者，常与石膏、杏仁、甘草配伍，如麻杏甘石汤。

（3）利水消肿。用治肺失宣降所致水肿、小便不利者。治风邪袭表而水肿者，多与甘草、生姜、白术同用，如越婢加术汤。

黄元御《长沙药解》："麻黄发表出汗，其力甚大，冬月伤寒，皮毛闭塞，非此不能透发。一切水湿痰饮，淫溢于经络关节之内，得之霍然汗散，宿病立失。但走泻真气，不宜虚家。汗去阳亡，土崩水泛，阴邪无制，乘机发作，于是筋肉瞤动，身体振摇，惊悸奔豚诸证风生，祸变非常，不可不慎！"

三、降燥收

气之薄者，阳中之阴，气薄则发泄，辛、甘、淡、平、寒、凉是也。

——《医学启源》

（一）茯苓

茯苓气平，味甘而淡，阳也。白者，入手太阴经、足太阳经，少阳经药。功效如下：

（1）利水渗湿。用治寒热虚实各种水湿痰饮证。治水湿内停之水肿、小便不利，多与白术、泽泻、猪苓同用，如五苓散。治脾肾阳虚之水肿，常与附子、白术配伍，如真武汤。治水热互结之小便不利、水肿，多与滑石、泽泻同用。治痰饮所致之目眩心悸，常与桂枝、白术同用，如苓桂术甘汤。治饮停于胃而呕吐者，多与半夏、生姜配伍，如小半夏加茯苓汤。

（2）健脾益气。用治脾虚诸证，尤宜用治脾虚湿盛之泄泻病。治脾虚乏力，食少便溏者，多配伍人参、白术、甘草，如四君子汤。治脾虚泄泻，多与山药、白术、薏苡仁配伍，如参苓白术散。

（3）宁心安神。用治心虚不宁证。治心气虚，症见惊恐、失眠者，常与人参、远志等同用。治心脾两虚，气血不足之心悸、失眠者，多与黄芪、当归、远志配伍，如归脾汤。

邹澍《本经疏证》："茯苓本古松灵气，沦结成形，芦子繇谓其精英不发于枝叶，反旋生气吸伏于踵，一若真人之息，则但视为利湿，殆有未然。盖松之凌冬不凋，非以其禀真阳之性耶？乃其气入土久而结茯苓，是其质成于阴，气禀于阳也。陶隐居曰：性无配蚀，埋地中三十年，犹色理无异，不可见其坚贞哉。第淡渗之物，俱先上行而后下降，其说犹非始于李濒湖也。前乎此者，有谓味淡为天之阳，阳当上行，气薄为阳中之阴，阴主下降；后乎此者，有谓参天之阳，回返而团结于阴，其义为阳有余而下趋于阴；故其气专，专则从清阳以化浊阴，又为阳有余而下合于阴；故其气和，和则引至阴以归至阳。其说皆精确不磨，可证濒湖不安矣。且甘先入脾，淡主养胃，是其功在中土而升清阳，就其升阳，即以为泄浊之用；故在上焦，而同益气同驱痰；在下焦，而同导水同健脾，莫不以是为升，即升致降，固未可徒以下渗概之，此《本经》主胸胁逆气、心下结痛、寒热、烦满、咳逆之义也。至其主忧恚惊邪恐悸，非治心乎？主口干舌焦利小便，非治肾乎？则但谓其升清降浊，似尚未尽悉其物之理，与其治之能者。夫清浊本之阴阳，阴阳兆于水火，水火属之心肾，心内阴外阳，而位于上，肾内阳外阴，而位于下，茯苓之用，能于阴中吸阳以归阴，又能于阳中引阴以归阳。是故在上者阴宅阳中，则火有所主，而下交于水，水中之火，自从地气而蛰藏；在下者阳宅阴中，则水有所主，而上交于火，火外之水，自从天气而发育，是所谓神足则气充，气充而精盈，精盈而气固，忧恚惊邪恐悸口干舌焦又何自为患哉！故其升清降湿，特从阳吸阴，由阴归阳之余事耳，至若茯神入土较浅，故止能入心，以得阳厚，得阳中之阴不厚也。"

（二）山茱萸

山茱萸气平微温，味酸、涩。入足厥阴经、少阴经。功效如下：

（1）补益肝肾。用治肝肾亏虚所致眩晕耳鸣、腰膝酸痛、阳痿、内热消渴。山茱萸为平补阴阳的要药，既可补阴，又可助阳。治肝肾阴虚者，常与熟地黄、山药配伍；治命门火衰者，多与肉桂、附子同用；治肾虚阳痿者，可与鹿茸、补骨脂、淫羊藿等温肾助阳药配伍；治肝肾阴虚，内热消渴者，多配伍黄精、枸杞、天花粉、山药等。

（2）收涩固脱。用治肾关不固、冲任不固，元气虚脱证。治肾虚不固之遗精滑精者，常与熟地黄、山药同用。治肾虚尿频遗尿者，多与沙苑子、覆盆子、桑螵蛸等配伍。治肝肾亏虚，冲任不固者，多与熟地、白芍、续断同用。治脾虚而冲任不固者，常与龙骨、黄芪、白术同用，如固冲汤。治大汗不止，元气虚脱者，可与人参、附子、龙骨等配伍，如来复汤。

张锡纯《医学衷中参西录》："（山茱萸）味酸性温。大能收敛元气，振作精神，固涩滑脱。因得木气最浓，收涩之中兼具条畅之性，故又通利九窍，流通血脉，治肝虚自汗，肝虚胁疼腰疼，肝虚内风萌动，且敛正气而不敛邪气，与他酸敛之药不同，是以《神农本草经》谓其逐寒湿痹也。……山茱萸得木气最浓，酸收之中，大具开通之力，以木性喜条达故也。《神农本草经》谓主寒湿痹，诸家本草，多谓其能通利九窍，其性不但补肝，而兼能利通气血可知，若但视为收涩之品，则浅之乎视山茱萸矣。"

（三）芍药

芍药气微寒，味酸而苦。气薄味浓，阴也，降也，阴中之阳。入手、足太阴经。芍药又分赤芍药和白芍药，功效分别如下：

1. 赤芍药

（1）清热凉血。用治血分郁热、肝经火旺证。治温病热入营血，症见吐血衄血、斑疹紫暗者，多与生地黄、丹皮同用，如犀角地黄汤。治温毒发斑，血热毒盛者，常与紫草、大青叶、甘草等同用。治血热吐衄者，可与生地黄、大黄、白茅根配伍。治肝经风热所致目赤肿痛，可配伍荆芥、薄荷、黄芩等。治热毒壅盛，痈肿疮疡者，多与金银花、天花粉、皂角刺等配伍，如仙方活命饮。

（2）散瘀止痛。用治气滞血瘀之外伤、疼痛者。治肝郁血瘀之胁痛者，可与柴胡、郁金、当归等配伍。治血瘀之闭经痛经、癥瘕腹痛者，多与没药、延胡索、小茴香等同用，如少腹逐瘀汤。治跌扑损伤、瘀肿疼痛者，可配伍虎杖、苏木、刘寄奴等。

2. 白芍药

（1）养血调经。用治血虚萎黄、月经不调、崩漏。治血虚所致萎黄、眩晕心悸、月经不调、经行腹痛等，多与熟地黄、当归、川芎同用，兼有崩中漏下者，可加阿胶、艾叶等养血止血药，如胶艾汤。治血虚有热者，常与黄芩、黄柏、生地黄配伍。

（2）敛阴止汗。用治自汗、盗汗证。治营卫不和之自汗者，可与桂枝同用，如桂枝汤。治虚劳自汗者，可与黄芪、白术等配伍。治阴虚盗汗者，常配伍浮小麦、牡蛎等。

（3）柔肝止痛。用治胁肋脘腹疼痛、四肢挛急疼痛。治血虚肝郁，胁肋疼痛者，常与当归、柴胡、薄荷同用，如逍遥散。治脾虚肝旺，腹痛泄泻者，可与白术、防风同用，如痛泻要方。治痢疾腹痛，可与木香、大黄等配伍，行壅滞，止腹痛。治阴血亏虚、筋脉失养所致四肢挛急作痛者，多配伍甘草。

（4）平抑肝阳。用治肝阳上亢，头痛眩晕。多与牛膝、龙骨、牡蛎同用，如镇肝熄风汤。

赤芍饮片为芍药或川赤芍的干燥根，春、秋二季采挖，尝之气微香，味微苦、微涩，《本草思辨录》曰"涩者，酸辛之变味"，故赤芍苦能泻、辛能散，功主活血通滞。白芍饮片为芍药的干燥根，夏、秋二季采挖，品之气微，味微苦、酸，酸性较赤芍更重，"（酸）收阴气，（苦）泄邪气，扶阴"（《用药心法》），故白芍功主收阴、补阴。张元素在《珍珠囊》中云"（芍药）白补、赤散，泻肝、补脾胃（缓中之意）。酒浸行经，止中部腹痛"，把赤芍、白芍的区别和功用概括得十分精练。

周岩《本草思辨录》："芍药十月生芽，正月出土，夏初开花，花大而荣，正似少阳渐入阳明，故得木气最盛。根外黄内白，则为具木气于土中而土生其金，金主攻利，又气味苦平，故能入脾破血中之气结，又能敛外散之表气以返于里。凡仲圣方用芍药，不越此二义，以此求之方得。……今取嚼之，却带微涩，涩者酸辛之变味。况同一物而气质有厚薄，安知古之不异于今。即《本经》之苦平与酸微寒并体之，皆不外敛之与破。……腹痛为太阴血中之气结，芍药以木疏土而破结，故为腹痛专药（谓于土中泻水者，尤属膈膜之论）。下利乃阴气下溜，土德有惭，岂堪更从而破之？故下利断非所宜。若掺之利，则正宜决其壅滞，芍药又为要药。洁古芍药汤用之而以名方，可谓得仲圣心法矣。"

（四）枳实

枳实气寒，味苦、酸、咸，纯阳。归脾、胃经。功效如下：

（1）破气消积，化痰散痞。用治胃肠积滞、气机不畅、胸痹、结胸症。治食积气滞，痞满胀痛者，常与山楂、麦芽、神曲等同用。治热结便秘，腹满胀痛，可与大黄、芒硝、厚朴同用，如大承气汤。治脾胃虚弱，食后痞满者，常与白术配伍，如枳术丸。治湿热泻痢，里急后重，可与黄芩、黄连等同用，如枳实导滞丸。治痰浊闭阻、胸阳不振之胸痹者，可与薤白、桂枝同用，如枳实薤白桂枝汤。治痰热结胸者，可与黄连、瓜蒌、半夏等配伍。

（2）调气强肌。用治胃扩张、胃下垂、子宫脱垂、脱肛等脏器下垂者。《神农本草经》记载其"长肌肉"，常配伍黄芪、白术等补中益气之品以升清降浊，强肌肉以升举脏器。

邹澍《本经疏证》："夫人身之气，阳欲其下藏，阴欲其上朝，迨有病则阳上逆而阴下泄，若上逆下泄皆不得透达，则中宫之病也。中宫之病，尚偏于有余者多，故病于上者，随其性以宣发之，气不能无伤，病则已去，是橘皮所以主瘕热、逆气、止咳呕、利水谷也。病于下者，亦顺其性以泄降之，是枳实所以主除寒热结、止痢，且利五脏也。寒热结之义云何？人之受热感寒，乘于阳则发，乘于阴则结，比于表气则发，比于里气则结。发者，开之使出，宜解散不宜降泄；结者，导之使行，则宜降泄不宜解散，所谓病在阴应攻其里也。若久结不解留于中，则肌肉损削，溜于下则下痢结滞，结滞能下，斯肠胃流通，气机畅茂，此枳实所以有止利、长肌肉之功也。"

附：枳壳

枳壳气寒，味苦。苦而酸，微寒，味薄气浓。阳也，阴中微阳。枳壳的功效与枳实相同，但作用较为缓和。

王好古《汤液本草》："（枳实）益气，则佐之以人参、干姜、白术。破气，则佐之以大黄、牵牛、芒硝。此《本经》所以言益气，而复言消痞也。非白术，不能去湿；非枳实，不能除痞。壳主高而实主下。高者主气；下者主血。主气者，在胸膈；主血者，在心腹。仲景治心下坚大如盘，水饮所作，枳实白术汤主之。枳实七枚，术三两，水一斗，煎取三升，分三服。腹中软即消。"

四、寒沉藏

味之厚者，阴中之阴，味厚则泄，酸、苦、咸、寒是也。

——《医学启源》

（一）黄柏

黄柏气寒，味苦。苦浓微辛，阴中之阳，降也。足太阳经引经药，足少阴经药。功效如下：

（1）清热燥湿。用治下焦湿热证。治湿热泻痢，常与白头翁、黄连、秦皮同用，如白头翁汤。治湿热黄疸，或小便短赤热痛者，可与栀子同用，如栀子柏皮汤。治湿热下注之带下病，症见带下黄浊臭秽、阴痒等，常与白果、车前子等同用，如易黄汤。治湿热下注所致脚气肿痛、痿软无力，常配苍术、牛膝。

（2）泻火解毒。用治疮疡肿毒，湿疹湿疮，内服、外敷皆可。治疮疡肿毒，常与黄芩、黄连、栀子配伍，如黄连解毒汤。治湿疹瘙痒，可与苦参、白鲜皮等配伍。

（3）泻相火，除骨蒸。用治骨蒸劳热、盗汗、遗精症。治阴虚火旺所致骨蒸潮热、遗精盗汗等，常与知母、生地黄、山药等配伍，如知柏地黄丸。

李东垣《药类法象》："治肾水膀胱不足，诸痿厥，脚膝无力，于黄芪汤中少加用之，使两膝中气力涌出，痿即去矣。蜜炒此一味，为细末，治口疮如神。瘫痪必用之药。"

（二）黄连

黄连气寒，味苦。味浓气薄，阴中之阳也，升也。入手少阴经。功效如下：

（1）清热燥湿。用治清泄中焦脾胃、大肠湿热，如湿热所致痞满呕吐、泻痢。治湿热蕴结脾胃，胸腹痞满、呕吐泄泻，常与黄芩、半夏、干姜等同用，如半夏泻心汤。治湿热泻痢、腹痛，可与黄柏、秦皮、白头翁同用，如白头翁汤。治湿热痢疾而下痢脓血者，多与白芍、木香、槟榔等配伍，如芍药汤。

（2）清心宁血。用治心经热盛证。治热入心经，高热烦躁，甚则神昏谵语，常与连翘、牛黄等同用。治心烦失眠者，常与朱砂、生甘草同用，如朱砂安神丸。治阴虚火旺之失眠者，可配伍白芍、阿胶等，如黄连阿胶汤。治上热下寒、心肾不交之失眠，可配伍肉桂。治热盛迫血妄行之血证，如吐血、衄血等，常与大黄、黄芩配伍，如泻心汤。治心火上炎，口舌生疮，或心热下移小肠之小便淋沥涩痛者，多与栀子、竹叶等配伍。

（3）清泄胃火。用治胃热胃火证。治胃热呕吐，可与半夏、竹茹、橘皮配伍。治肝火犯胃，呕吐吞酸，可与吴茱萸同用，如左金丸。治胃热中消，善饥多饮之消渴证，常与麦冬、芦根、天花粉配伍。治胃火上攻，牙龈肿痛，可与生地、升麻、牡丹皮等配伍，如清胃散。

（4）泻火解毒。用治疔疮肿毒、目赤肿痛等热毒证。治痈肿疔毒，内服、外敷皆可，多与黄芩、黄柏、栀子同用，如黄连解毒汤。治目赤肿痛、赤脉胬肉，可与青葙子、决明子等同用。单味黄连煎汁，可外治皮肤湿疹、湿疮，耳道流脓，眼目红肿等外科疾病。

王好古《汤液本草》:"入手少阴,苦燥,故入心,火就燥也。然泻心其实泻脾也,为子能令母实,实则泻其子。治血,防风为上使,黄连为中使,地榆为下使。"

黄元御《长沙药解》:"火蛰于土,土燥则火降而神清,土湿则火升而心烦(笔者注:即李东垣之阴火)。黄连苦寒,泻心火而除烦热,君火不降,湿热烦郁者宜之。土生于火,火旺则土燥,火衰则土湿,凡太阴之湿,皆君火之虚也。虚而不降,则升炎而上盛。其上愈盛,其下愈虚,当其上盛之时,即其下虚之会。故仲景黄连清上诸方,多与温中暖下之药并用,此一定之法也。凡泻火清心之药,必用黄连,切当中病即止,不可过剂,过则中下寒生,上热愈甚。"

(三)知母

知母气寒,味大辛。苦寒,味浓,阴也,降也。苦,阴中微阳。入足阳明经,手太阴肺经、肾经药。功效如下:

(1)清热泻火。用治外感热病,邪在气分,或肺经热盛。治温热病邪在气分之壮热、脉洪大者,常与石膏、甘草配伍,如白虎汤。治肺热咳嗽,痰黄质稠,常与黄芩、栀子、瓜蒌等清肺化痰药同用。

(2)滋阴润燥。用治肺阴虚或阴虚火旺证。治外感凉燥或肺阴虚证,症见干咳少痰、口干舌燥者,常与贝母同用。治肾阴亏虚,阴虚火旺之骨蒸潮热、遗精、盗汗,常与黄柏、地黄等配伍,如知柏地黄丸。治内热津伤之消渴证,可与天花粉、葛根等同用,如玉液汤。治阴虚肠燥便秘,常与玄参、生地黄、麦冬同用。

张锡纯《医学衷中参西录》："（知母）味苦，性寒，液浓而滑。其色在黄、白之间，故能入胃以清外感之热，伍以石膏可名白虎（二药再加甘草、粳米和之，名白虎汤，治伤寒温病热入阳明）。入肺以润肺金之燥，而肺为肾之上源，伍以黄柏兼能滋肾（二药少加肉桂向导，名滋肾丸），治阴虚不能化阳，小便不利。为其寒而多液，故能壮水以制火，治骨蒸劳热、目病翳肉遮掩白睛。为其液寒而滑，有流通之性，故能消疮疡、热毒肿疼。《神农本草经》谓主消渴者，以其滋阴壮水而渴自止也；谓其主肢体浮肿者，以其寒滑能通利水道而肿自消也；谓其益气者，以其能除食气之壮火而气自得其益也。"

（四）玄参

玄参气微寒，味苦、咸。归肺、胃、肾经。功效如下：

（1）清热凉血。用于热入营血，温毒发斑者。治温病热入营分，身热夜甚，舌绛、脉数者，常配生地黄、竹叶、连翘等药，如清营汤。治温病热陷心包，神昏谵语，常与连翘心、竹叶卷心、莲子心同用。治温热病，发斑发疹者，可与石膏、知母、升麻等配伍，如化斑汤。

（2）滋阴降火。用治外感热邪所致阴虚证或阴虚火旺证。治热病伤阴，常与生地黄、天冬等同用。治肺肾阴亏，虚火上炎，骨蒸劳嗽，常与百合、生地黄、麦冬等配伍，如百合固金汤。治阴虚津伤，肠燥便秘，常与生地黄、麦冬等同用，如增液汤。

（3）解毒散结。性咸寒，可软坚散结，用治热毒所致肿痛、疮痈、瘰疬病。治热毒所致目赤肿痛，可与栀子、大黄等同用；治热毒内盛，咽喉肿痛，常与黄芩、连翘、板蓝根等配伍，如普济消毒饮。治阴虚火旺，咽喉疼痛，或白喉，可与生地黄、白芍、牡丹皮等同用，如养阴清肺汤。治疮痈肿毒，多与金银花、连翘、蒲公英等配伍。治热毒炽盛之脱疽，常与金银花、当归、甘草同用，如四妙勇安汤。治痰火郁结之瘰疬，可与浙贝母、牡蛎配伍，如消瘰丸。

王好古《汤液本草》："易老云：玄参乃枢机之剂，管领诸气，上下整肃而不浊，风药中多用之。故《活人书》治伤寒阳毒，玄参升麻汤，治汗下吐后毒不散，则知为整肃枢机之剂。以此论之，治空中氤氲之气，无根之火，以玄参为圣药。"

张锡纯《医学衷中参西录》："（玄参）色黑，味甘微苦，性凉多液。原为清补肾经之药，中心空而色白（此其本色，药局多以黑豆皮水染之，则不见其白矣），故又能入肺以清肺家燥热，解毒消火，最宜于肺病结核、肺热咳嗽。《神农本草经》谓其治产乳余疾，因其性凉而不寒，又善滋阴，且兼有补性（凡名参者皆含有补性），故产后血虚生热及产后寒温诸证，热入阳明者，用之最宜。……至滋阴清胃汤中重用玄参，亦必以四物汤中归、芍辅之，此所谓小心放胆并行不悖也。《神农本草经》又谓：玄参能明目，诚以肝开窍于目，玄参能益水以滋肝木，故能明目，且目之所以能视者，在瞳子中神水充足，神水固肾之精华外现者也。以玄参与柏实、枸杞并用，以治肝肾虚而生热视物不了了者，恒有捷效也。又外感大热已退，其人真阴亏损、舌干无津、胃液消耗、口苦懒食者，愚恒用玄参两许，加潞党参二三钱，连服数剂自愈。"

第四节　气陷治疗常用方剂

理论要用于临床实践才有意义与价值，下文将据"天地六位脏象之图"分析张锡纯治疗大气下陷的四首常用方剂（升陷汤、回阳升陷汤、理郁升陷汤、醒脾升陷汤）以及李东垣治疗气陷的补中益气汤，以进一步认识气陷证。

一、升陷汤

出处

《医学衷中参西录》（上册）

组成

生黄芪六钱，知母三钱，柴胡一钱五分，桔梗一钱五分，升麻一钱。

用法

水煎服。

主治

胸中大气下陷，气短不足以息。或努力呼吸，有似乎喘；或气息将停，危在顷刻。其兼证，或寒热往来，或咽干作渴，或满闷怔忡，或神昏健忘，其脉象沉迟微弱，关前尤甚。其剧者，或六脉不全，或参伍不调。

化裁

气分虚极下陷者，酌加人参数钱，或再加山萸肉（去净核）数钱，以收敛气分之耗散，使升者不至复陷更佳；若大气下陷过甚，至少腹下坠，或更作疼者，宜将升麻改用钱半，或倍作二钱。

方论

升陷汤以味甘性温之黄芪大补脾、肺之气，恢复太阴、阳明的正常功能。柴胡、升麻为风药，《珍珠囊补遗药性赋》中记载升麻、柴胡皆为阴中之阳，可升阳气于阴之下。《脾胃论·脾胃胜衰论》曰："诸风药升发阳气，以滋肝胆之用，是令阳气生，上出于阴分。"其中，升麻味苦、平，入阳明、太阴，助脾"开"，敷布精血津液；柴胡味苦、平，入少阳，助中二位人之肝、胆的升发。桔梗味浓，气轻，为阳中之阴，性升，入肺经，可改善肺"阖"太过的趋势，又为舟楫之药，可引诸药力上达胸中，恢复上二位天的功能。知母苦、寒，味浓，阴中微阳，性降，入肺、肾经，与肺"阖"之性相合，又可与气温之黄芪相济，以免方药过于温燥。气虚极，加用人参补一身之气，重点补益肺、心、脾之气，以扶脾"开"，补大气。或加山萸肉补肾，其性酸，可防气之涣，性温，可助肾"开"，气机运动的能量物质充足，则使升者不至复陷。少腹下坠或更作疼，乃气陷程度较重，故加量升麻以加强脾气升清之力。《医学衷中参西录》：升陷汤，以黄芪为主者，因黄芪既善补气，又善升气，且其质轻松，中含氧气，与胸中大气有同气相求之妙用，惟其性稍热，故以知母之凉润者济之。

二、回阳升陷汤

出处

《医学衷中参西录》（上册）

组成

生黄芪八钱，干姜六钱，当归身四钱，桂枝尖三钱，甘草一钱。

主治

心肺阳虚，大气又下陷者，其人心冷、背紧、恶寒，常觉气短。

方论

周身之热力，借心肺之阳，为之宣通。心肺之阳，尤赖胸中大气，为之保护。大气一陷，则心肺阳分素虚者，至此而益虚，欲助心肺之阳，不知升下陷之大气，虽日服热药无功也。因此，上二位天的肺、心功能受损，应重用黄芪以补大气，合用干姜甘草汤温补肺、心阳气，再以当归、桂枝补心血，温心阳，恢复心"枢"君火对气机的主持。心"枢"功能恢复，则气陷自复，故不用味苦之柴胡、升麻、知母，以免耗散阳气。

三、理郁升陷汤

出处

《医学衷中参西录》（上册）

组成

生黄芪六钱，知母三钱，当归身三钱，桂枝尖一钱半，柴胡一钱半，乳香（不去油）三钱，没药（不去油）三钱。

功用

具有补气升陷、疏肝解郁之效。

主治

胸中大气下陷，又兼气分郁结、经络湮瘀者。

化裁

胁下撑胀，或兼疼者，加龙骨、牡蛎各五钱；少腹下坠者，加升麻一钱。

方论

本方以黄芪振作阳气，当归行血补血，乳香、没药开瘀生新，知母泄火滋阴，桂枝疏通营卫，则气血之郁者得舒，再用柴胡升提之力，而下陷者得举矣。

四、醒脾升陷汤

出处

《医学衷中参西录》（上册）

组成

生黄芪四钱，白术四钱，桑寄生三钱，川续断三钱，萸肉

（去净核）四钱，龙骨（煅，捣）四钱，牡蛎（煅，捣）四钱，川萆薢二钱，甘草（蜜炙）二钱。

主治

脾气虚极下陷，小便不禁。

方论

脾气虚极下陷，与上二位天之肺、心关系不大，故不用入肺、心经的药物。肾与脾同属下二位地，气化方向为"开"，脾虚下陷则内陷于肾，导致脾肾"开"的功能受限，气化受制，脾肾水液代谢功能下降，则小便不禁。此证以脾虚为主，故用黄芪、白术、炙甘草补脾气，桑寄生、续断、萸肉、萆薢补肾气，共同恢复脾肾"开"的功能，其中黄芪、桑寄生、续断、萸肉又可补肝，助中二位人之肝、胆的枢运功能，帮助下陷之脾气升清。再加龙骨、牡蛎以收摄固泉，又可涩小肠以减少小肠分泌津液于膀胱。至于萆薢，《神农本草经》载其"主腰背痛，强骨节，风寒湿周痹"，《名医别录》载其主治"阴痿失溺……老人五缓"，其祛风除湿、补肾固泉之功无疑，具体可参阅《医学衷中参西录·萆薢解》。

五、补中益气汤

出处

《脾胃论·卷中》

组成

黄芪五分，甘草（炙）五分，人参（去芦）三分，当归身（酒焙干或晒干）二分，橘皮（不去白）二分或三分，柴胡二分或三分，升麻二分或三分，白术三分。

主治

脾胃气虚，少气懒言，四肢无力，困倦少食，饮食乏味，不耐劳累，动则气短；或气虚发热，气高而喘，身热而烦，渴喜热饮，其脉洪大，按之无力，皮肤不任风寒，而生寒热头痛；或气虚下陷，久泻脱肛。现用治子宫下垂、胃下垂或其他内脏下垂者。

化裁

病甚，劳役热者，黄芪加至一钱。如恶寒冷痛者，加桂心一分或三分；如恶热喜寒而腹痛者，加白芍、生黄芩二分或三分。如夏月腹痛而不恶热者亦然，治时热也；如天凉时恶热而痛，于已加白芍、甘草、生黄芩中少加桂；如天寒时腹痛，去芍药，味酸而寒故也，加益智二分或三分，或加半夏五分、生姜三片。如头痛，加蔓荆子二分或三分；如痛甚者，加川芎二分；如顶痛脑痛，加藁本三分或五分；如苦痛者，加细辛二分。诸头痛者，并用此四味足矣。如头上有热，则此不能治，别以清空膏主之。如脐下痛者，加熟地黄五分，其痛立止；如不已者，乃大寒也，更加肉桂（去皮）二分或三分。如胸中气壅滞，加青皮二分；如气促、少气者，去之。如身有疼痛者，湿，若身重者，亦湿，加去桂五苓散一钱；如风湿相搏，一身尽痛，加羌活、防风、藁本，以上各五分，升麻、苍术，以上各一钱；如病去，勿再服。如大便秘涩，加当归梢一钱；闭涩不行者，煎成正药，先用一口，调玄明粉五分或一钱，得行则止。如久病痰嗽者，去人参；初病者，勿去之；冬月或春寒，或秋凉时，各宜加去根节麻黄五分；如春令大温，只加佛耳草三分、款冬花一分；如夏月病嗽，加五味子三十二枚，麦冬（去心）二分或三分；如舌上白滑苔者，是胸中有寒，勿用之；如夏月不嗽，亦加人参二分或三分，并五味子、麦冬各等分，救肺受火邪也。如病患能食而心下痞，加黄连一分或三分；如不能食、心下痞，勿加黄连；如胁下痛，或胁下急缩，俱加柴胡三分，甚则五分。

方论

脾胃为营卫气血生化之源，脾胃气虚，纳运乏力，故见饮食减少，少气懒言，大便稀溏；脾主升清，脾虚则清阳不升，中气下陷，故见脱肛、子宫脱垂等；清阳陷于下焦，郁遏不达则发热；气虚腠理不固，阴液外泄则自汗。补中益气汤以味甘气温之黄芪、人参大补脾、肺之气，以味甘气平的炙甘草健脾益气缓急，恢复脾"开"、肺"阖"的正常功能，脾气健则可升清，肺气降则荣卫调和，寒热不作。升麻、柴胡味苦、平，不仅可助脾"开"，助中二位人之肝、胆升发，还可解肌热，用于除气陷所引起的劳热。陈皮（橘皮）辛而苦，入脾经，与白术相配则补脾胃，助阳气上升，且入肺经，可散胸中滞气，改善肺"阖"、心"枢"的功能。当归味辛、甘而大温，入心经，可助心"枢"之血运。陈皮入气分，当归入血分，二药相伍，共同从上二位天帮助肺、心引导清气上行。因此，可以认为中气下陷以脾虚为主，上二位天之肺、心和中二位人之肝、胆功能也因之受限，故李东垣用补中益气汤从上二位天、中二位人、下二位地三个层次共同作用以治疗气陷证。

禁忌

阴虚内热者忌服。

六、举元煎

出处

《景岳全书·卷五十一》

组成

人参、黄芪（炙）各三五钱，甘草（炙）一二钱，升麻（炒）五七分，白术（炒）一二钱。

功用

益气升提。

主治

气虚下陷、血崩血脱、亡阳垂危等证。

化裁

如兼阳气虚寒者，桂、附、干姜俱宜佐用；如兼滑脱者，加乌梅一个，或文蛤七八分。

方论

本方效补中益气汤而药简力专，重用参、芪以益气固脱，佐以术、草益气摄血和升麻升阳举陷。因中气下陷或血失统摄所致妇科血症、内脏脱垂、二便失常等病症，皆可加减用之。

七、清暑益气汤

出处

《脾胃论·卷中》

组成

黄芪一钱，苍术（泔浸，去皮）一钱，升麻一钱，人参（去芦）五分，泽泻五分，神曲（炒黄）五分，橘皮五分，白术五分，麦冬（去心）三分，当归身三分，甘草（炙）三分，青皮（去白）二分半，黄柏（酒洗，去皮）二分或三分，葛根二分，五味子九枚。

主治

平素气阴俱虚，又感暑湿，或暑湿耗伤气阴，身热而烦，四肢困倦，精神短少，胸满气促，肢体沉痛，口渴自汗，大便溏薄，小便短赤，苔腻，脉虚。

化裁

出汗较少，黄芪减五分。如脾胃急痛，并脾胃大虚，腹中或腹皮急缩者，炙甘草宜多用；如中满者，去甘草。如咳甚者，去人参。如口干嗌干者，加干葛。如烦乱犹不能止，少加黄连以去之；如气浮心乱，则以朱砂安神丸镇固之；得烦减，勿再服，以防泻阳气之反陷也。如心下痞，亦少加黄连。

方论

方中人参、黄芪益气固表，苍术、白术健脾燥湿；黄柏、麦冬、五味子泻火生津，陈皮（橘皮）、青皮、泽泻理气渗湿；当归养血和阴；神曲消食；升麻、葛根解肌升清；甘草和中。配合成方，共奏清暑化湿、益气生津之功。

八、升阳益胃汤

出处

《脾胃论·卷上》

组成

黄芪二两，半夏（汤洗，此一味脉涩者宜用）一两，人参（去芦）一两，甘草（炙）一两，独活五钱，防风五钱，白芍五钱，羌活五钱，橘皮（连瓤）四钱，茯苓（小便利、不渴者勿用）三钱，柴胡三钱，泽泻（不淋勿用）三钱，白术三钱，黄连二钱。

主治

脾胃气虚，湿热滞留中焦，症见饮食无味，脘腹胀满，怠惰嗜卧，四肢酸楚，口苦舌干，大便不调，小便频数，舌淡红，苔薄白，脉细弱。

方中重用黄芪，并配伍人参、白术、甘草补气养胃；柴胡、防风、羌活、独活升举清阳，祛风除湿；半夏、陈皮（橘皮）、茯苓、泽泻、黄连除湿清热；白芍养血和营。适用于脾胃气虚，清阳不升，湿郁生热之证。

九、补脾胃泻阴火升阳汤

出处

《脾胃论·卷上》

组成

柴胡一两五钱，甘草（炙）一两，黄芪一两，苍术（泔浸，去黑皮，切作片子，日曝干，锉碎炒）一两，羌活一两，升麻八钱，人参七钱，黄芩七钱，黄连（去须，酒制，炒）五钱，石膏（长夏微用，过时去之）少许。

主治

饮食损胃，劳倦伤脾，火邪乘之而生大热。

方论

方中黄芪健脾，大补元气，为君；人参、炙甘草甘温益气，苍术健脾祛湿，为臣；佐以柴胡、升麻引胃中清气上行；羌活为风药，能散能升，助升麻、柴胡升发清阳；黄芩、黄连、石膏散火，清热燥湿。全方共奏甘温补脾益气，升发阳气，清泻阴火之功。本方选黄连、黄芩泻火，是因为长夏为湿土主令，脾胃亏虚，运化失常，湿邪内生，与火相兼而成湿热阻滞，故以此二药清热燥湿。诸药合用治饮食伤胃，劳倦伤脾，火邪乘之而生大热，右关脉缓弱，或弦或浮数者。

十、补阴益气煎

出处

《景岳全书·卷五十一》

组成

人参一、二、三钱，当归二、三钱，山药（酒炒）二、三钱，熟地三、五钱或一、二两，陈皮一钱，甘草（炙）一钱，升麻（火浮于上者，去此不必用）三、五分，柴胡（如无外邪者不必用）一、二钱，生姜三、五、七片。

主治

劳倦伤阴，精不化气，或阴虚内乏以致外感不解，寒热痎疟，或防虚便结不通。

化裁

若火浮于上者，可去升麻。如无外邪者，可去柴胡。

方论

此为补中益气汤之变方。人参扶元补气，又能举陷升阳，熟地滋填阴血，为君。臣以山药补脾益阴，当归养血归经。佐以升麻升阳明清气；柴胡升少阳清气；陈皮利气和中；生姜温中止呕；炙甘草缓中和胃，缓肝急而和脾阴。诸药使血气内充，则脾胃受荫而血自归经。

十一、透脓散

出处

《外科正宗·卷一》

组成

生黄芪四钱，当归二钱，穿山甲（炒末）一钱，皂角刺一钱五分，川芎三钱。

主治

正虚不能托毒、内已成脓、外不易溃、漫肿无头之痈疡。痈疽诸毒，内脓已成，不穿破者，服之即破。

方论

此为托毒溃脓之剂。方中黄芪益气托毒，鼓动血行，为疮家圣药；当归和血补血，除积血内塞；川芎活血补血，养新血而破积宿血；穿山甲消肿排脓，溃散坚结；皂角刺与穿山甲助黄芪消散穿透，直达病所，软坚溃脓，以达消散脉络之积、祛除陈腐之气之功。

十二、托里消毒散

出处

《外科正宗·卷一》

组成

人参一钱，川芎一钱，白芍一钱，黄芪一钱，当归一钱，白术一钱，茯苓一钱，金银花一钱，白芷五分，甘草五分，皂角针五分，桔梗五分。

主治

元气虚弱，或行攻伐，疮疽已成不能溃散者。

化裁

脾弱者，去白芷，倍人参。

方论

此方实为当归补血汤、四物汤去熟地黄、四君子汤合用，以补益气血、托毒生肌，加金银花以清热解毒，白芷、桔梗以消肿排脓，皂角刺（皂角针）以拔毒祛风、消疮排脓。全方具有升散、托补、透达、清解之性，共奏补益气血、托毒消肿之功。

第五章

当代典型气陷治疗医案

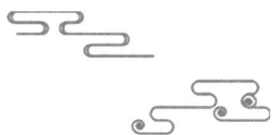

第一节 肺系疾病

一、咳嗽

患者男，70岁，2007年1月10日初诊。患者素有慢性支气管炎病史10余年，冬发夏愈，每遇感冒或劳累则咳嗽，咯痰时作。2006年12月上旬突然出现高热，体温39.8℃，伴胸闷、气紧、咳嗽、咳痰，西医诊为慢性支气管炎急性发作，予抗生素治疗1周，体温降至正常，但咳嗽、咳痰未见明显好转，痰白黏不易咯，甚则动则作喘，胸中满闷，深吸为快，乏力纳差，颜面少华，舌偏淡稍暗，苔白腻，脉沉细微弱。根据症状及体征，诊此患者属本虚标实，本为胸中大气下陷，标为痰湿阻肺，故投以升陷汤加味治疗，处方：**黄芪24 g，升麻6 g，柴胡8 g，知母12 g，桔梗12 g，麦冬15 g，丹参15 g，葛根30 g，陈皮12 g，枳壳15 g，清半夏10 g，炙甘草10 g**。服上方5剂后，药症合拍，诸症大减，胸中呼吸舒畅，精神转佳，仍按上方修润一二，续服5剂，标本同治，希冀好转，另嘱其常服调脾益肺之品，以固根本，使邪之不凑。

按语

张锡纯认为："名为大气者，诚以其能撑持全身，为诸气之纲领，包举肺外，司呼吸之枢机……此气一虚，呼吸即觉不利，而且肢体酸懒，精神昏愦，脑力心思为之顿减。"此案患者动则作喘，胸中满闷，深吸为快，脉沉细微弱，实为大气下陷之象。治若仅顾痰湿之标而不顾大气下陷之本，则属本末倒置。故选用张氏升陷汤益气升阳举陷为主，佐以丹参通利血脉，葛根升发脾阳，陈皮、清半夏化痰和中固胃，标本兼顾，治本为主，辨证明确，立法遣药精当，投药始能获效。

【出处】张娜，马华. 加味升陷汤验案四则. 临床医药实践杂志，2007（12）：1175-1176. 略有改动。

二、气胸

李某某，男，56 岁，1998 年 4 月 15 日来诊。诉胸闷气难喘半年。半年前无诱因感胸闷，气难喘，渐进性加重，尤以行走稍快、上坡时明显；上半身俯仰活动时感上腹部似有物撑于其中，并有上冲之感，随即感呼吸困难；心悸不明显，无咳嗽，无咯痰，无潮热盗汗，纳食可，进食时无上腹撑胀感，二便调。胸片、心肺 CT 平扫示左肺气胸，压缩 15%，余未见异常。患者不愿穿刺抽气而转中医治疗。舌稍红，苔花剥，脉右细弱寸甚，左弦细促。处方：**黄芪 40 g，知母 15 g，桔梗 10 g，柴胡 10 g，升麻 6 g，党参 15 g，麦冬 15 g，五味子 6 g，丹参 15 g，法夏 15 g，茯苓 15 g，生龙牡 15 g，竹茹 15 g**。4 剂后诸症显减，俯仰活动时上腹无撑胀感。胸片复查：左肺气胸，压缩 10%。后带药回乡。

> **按语**

张锡纯谓："肺司呼吸，人之所共知也。而谓肺之所以能呼吸者，实赖胸中大气……迨临证细心体验，始确知于肺气呼吸之外，别有气贮于胸中，以司肺脏之呼吸。而此气，且能撑持全身，振作精神，以及心思脑力、官骸动作，莫不赖乎此气。此气一虚，呼吸即觉不利，而且肢体酸懒，精神昏愦，脑力心思为之顿减。若其气虚而且陷，或下陷过甚者，其人即呼吸顿停，昏然罔觉。"患者刻下乃肺之呼吸功能渐丧为急，加之寒热俱不显，先以升陷汤升举大气复肺司呼吸之能为急；上腹部在俯仰时似物撑其中，有上冲之感，乃大气下陷、冲气上逆之征，加龙牡平冲降逆为辅。

【出处】李茎茎，欧阳灵莉，刘翔. 升陷汤的应用与发挥. 光明中医，2007（6）：36-38. 略有改动。

三、慢性支气管炎

张某，男，61 岁，退休，2006 年 10 月因气急胸闷加重 1 周就诊。患者既往有慢性支气管炎史，每年感受风寒即发。1 周前，患者因为搬家劳累，又见气急胸闷发作，少咳，痰白，无发热，无浮肿，自服抗生素、阿斯美、小青龙口服液等无效，查胸部 X 光片未见明显炎症，赴我处求诊。刻诊：患者气急胸闷，呼吸欠畅，舌淡，苔薄白略腻，脉沉细数，就诊时还不时以手捶背。详细询问原因，患者诉有背部牵滞感，捶背后自觉局部肌肉舒缓、气促好转。证属肺脾肾俱虚，又加劳力过度，气虚尤甚，大气挟中气下陷，难以呼吸，治拟升陷汤加减：**黄芪 18 g，炒党参、炒白术各 15 g，淮山药 30 g，桂枝、知母各**

9 g，桔梗 4.5 g。7 剂，并嘱自购上好生晒人参切成小块，用上方煎汤送服。药后复诊，诉气急胸闷、背部牵滞感等诸症好转，脉沉细，但不数，再以上方煎汤，送服左归丸，7 剂后诸症皆平。嘱常服左归丸加补中益气丸善后。

【出处】胥晓芳. 升陷汤临床应用举隅. 陕西中医，2007（8）：1079-1080. 略有改动。

四、喘证

王某，男，73 岁，退休教师。2009 年 12 月 1 日初诊：喘证病史数年，每于秋冬之际发作，近来已发作数次，均经中西医结合治疗而好转。此次发作已近 10 天，经抗炎、平喘并服中药治疗未见好转。刻诊：喘促明显，呼吸轻浅，自觉气不能下达于肺即喘出，伴有恶寒，面色苍白，无明显咳嗽及咯痰，舌质淡，苔薄白，脉沉细无力。诊断为喘证。治以升陷汤加减：**生黄芪 45 g，柴胡 6 g，升麻 6 g，五味子 12 g，煅龙骨 15 g，党参 10 g，炙甘草 6 g，干姜 10 g，紫河车 12 g，沉香 4 g，磁石 12 g**。7 剂，水煎服，日 1 剂。2009 年 12 月 27 日二诊：患者气喘已减，面色已有红润之意，舌质淡，苔薄白，脉浮，改为补中益气汤加减调理。此后断续服药至 2010 年 2 月初，患者喘证完全平复。后以补中益气丸调理 6 个月痊愈。

按语

本案患者年高体弱，兼以喘证日久，阳气大虚，复为西医寒凉药物抗炎治疗，炎症或已消失，然人体正气亦已虚损，正气内陷于里而发为本证，此时当以升举内陷之阳气，兼以固肾纳气为法，故以升陷汤去知母，加党参以升举阳气，五味子、煅龙骨、干姜、紫河车、沉香、磁石以固肾纳气，药证相符而获良效。此证初用升陷汤，后用补中益气汤（丸），其差异主要在于患者脉象之不同：初诊时患者脉沉细无力，乃正气内陷之象，故以升陷汤升举内陷之阳气；复诊时脉象已经转浮，为正气大虚而无内陷之征，故以补中益气汤（丸）收功。

【出处】刘建军．升陷汤临证验案 4 则．河北中医，2011（3）：386-387．略有改动。

五、抗合成酶抗体综合征间质性肺炎

患者为女性，67 岁，2020 年 3 月 1 日因"反复咳嗽、气促 2 个月余"收入本院治疗。患者 2 个月前开始出现咳嗽、咳痰、气喘、呼吸困难，曾于外院住院，查胸部 CT 提示慢性支气管炎、双肺炎症，当时给予抗感染、解痉化痰、激素抗炎治疗无效，之后上述症状进行性加重。收入本院时见患者端坐呼吸，咳嗽、咳痰、气喘明显。查体：呼吸频率 27 次 / 分，脉搏血氧饱和度（SpO_2）0.89，双肺叩诊呈清音，呼吸音稍弱，双肺可闻及湿啰音。血常规：中性粒细胞比例 81.70%，淋巴细胞计数 0.96×10^9/L，淋巴细胞比例 16.00%；血气分析：动脉血氧分压（PaO_2）68.80 mmHg（1 mmHg ≈ 0.133 kPa），动脉血二氧化碳分压（$PaCO_2$）34.30 mmHg，吸入氧浓度 0.29；心肌肌钙蛋白 I（cTnI）0.340 μg/L；心肌酶 3 项：LDH 384 U/L，降钙素原（PCT）0.05 μg/L；C-反应蛋白（CRP）71.02 mg/L。胸部 CT

提示双肺弥漫性病变，间质性肺炎；双侧胸腔少量积液（见图A）。自身抗体及肌炎抗体谱：抗 Jo-1 抗体阳性。诊断：抗合成酶抗体综合征间质性肺炎。考虑患者病情危重，故给予无创呼吸机辅助通气，配合对症支持治疗及抗感染治疗。免疫方面，先给予甲泼尼龙 500 mg 每日 1 次（3月3日至5日）冲击治疗，排除禁忌证后给予环磷酰胺 0.2 g 每周 1 次，抑制免疫，并逐步减少激素用量。中医初次查房：患者使用激素、免疫抑制剂标准治疗 1 周余，但咳嗽、咳痰、气喘等症状同前，总体症状改善欠佳。中医四诊见患者面色晦暗，喘促甚，痰白质黏、量少，纳食不馨，睡眠差，小便短少，大便稀溏（每日 2～3 次），舌质淡红，苔白稍腻，脉弱、沉取无力。中医诊属肺痹，辨证应属肺失宣降，宗气下陷，痰湿中阻，中药以张锡纯升陷汤为主方（组成：**云苓 20 g，北芪 30 g，知母 15 g，桔梗 10 g，山茱萸 10 g，升麻 10 g，柴胡 10 g**），服用 3 剂。二诊：患者精神较前好转，喘促减轻，无创辅助呼吸时间较前缩短，胸部少许憋闷感，痰白质黏、量少，纳食好转，大便稀溏（每日 2～3 次），舌质淡红、苔白稍腻，脉弱、沉取无力，诸症改善。上方加**五味子 10 g**，续服 3 剂。三诊：患者症状改善，口干，**山茱萸**加至 **30 g**，续服 8 剂，激素继续减量。后又据症略施化裁，喘促较前明显改善，可平卧，鼻导管吸氧状态下可缓行 500 m。后查房，效不更方，患者诸症明显减轻，复查胸部 CT 提示肺部影像学表现较前缓解（见图 B），于 4 月 30 日出院，守上方维持治疗至今。

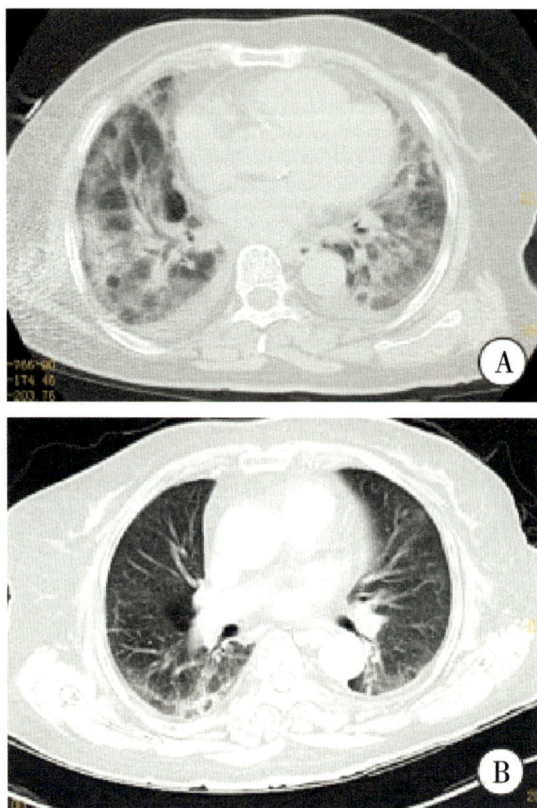

本案患者入院及出院时胸部 CT 结果

注：图 A 为患者入院查胸部 CT：胸腔有少量积液；图 B 为患者出院复查胸部 CT：双肺弥漫性病变较前明显吸收，密度降低，双侧胸腔仍有少量积液，但较前减少。

按语

抗合成酶抗体综合征是一组特定的临床症候群，以抗氨酰 tRNA 合成酶（ARS）抗体阳性为特征，临床以肌炎、肺间质病变、雷诺现象、技工手、关节炎为主要表现。间质性肺病（ILD）是抗合成酶抗体综合征的标志性肺部表现，与其他肌炎患者相比，抗合成酶抗体综合征所致 ILD 患者的肺功能和影像学表现更差。西医治疗方面，由于 ILD 是抗合成酶抗体综合征患者发病率和病死率高的主要驱动因素，因此 ILD 的存在和严重程度决定了方案的选择，治疗方案以激素、免疫抑制剂、丙种球蛋白冲击治疗为主。既往研究报道，硫唑嘌呤、环磷酰胺或利妥昔单抗治疗该病有效。环磷酰胺可抑制各种抗原引起的抗体反应，对抗体生成的抑制反应程度与剂量相关，可抑制过度的体液免疫和细胞免疫，通常保留用于严重或难治性抗合成酶抗体综合征所致 ILD。本案患者病情危重，在使用环磷酰胺、激素等常规西医方案治疗后，喘促改善欠佳，加以升陷汤治疗，肺痹证候群却能逐渐缓解。

【出处】李李，黄清秀，安海文，等. 李燕林教授以升阳举陷法治疗重症肌病体会. 中国中西医结合急救杂志，2021（5）：628-630. 略有改动。

第二节　心系疾病

一、心悸

张某，女，46 岁。心悸、胸闷、气短两年余，活动加重，伴头晕、心烦、身倦乏力、不思饮食、带下量多、色黄、臭秽、少腹坠胀，双下肢浮肿，舌暗红而干，苔黄腻，脉沉弱无力。查心率 96 次/分，心律不齐，二尖瓣听诊区可闻及Ⅲ级收缩期杂音；心电图示逆针向转位，频发早搏；二阶梯运动实验（+）；胸片示两肺轻度瘀血；乳酸脱氢酶为 1 490 U/dL。中医诊为心悸，属胸中大气下陷，故以升陷汤升阳益气，辅以二妙以除湿：**黄芪 60 g，知母 10 g，升麻 6 g，柴胡 10 g，桔梗 10 g，黄柏 10 g，苍术 10 g**。服上方 3 剂，心悸等诸症明显减轻，10 剂后带下色、质、量正常，双下肢浮肿消退，故去**二妙，加太子参 20 g**，连用 30 剂，诸症消失，查心电图正常，胸片示心肺正常，查乳酸脱氢酶 315 U/dL。

> **按语**

张锡纯认为，"心与肺皆在胸中大气包举之中，其布护宣通之原动力，实又赖于大气"，故其胸中满闷、心悸、气短、脉沉弱无力，乃大气下陷，肺失鼓动所致。另大气除贯心脉、司呼吸、统领全身气血外，还有撑持全身、振作精神，以及维系心思脑力、官骸动作的作用。大气不能上达于脑则头晕，不能统领周身气血则身倦乏力；大气下陷，脾胃运化无力，则不思饮食，带下量多；日久致中气下陷，则少腹坠胀。胸中大气下陷，上焦气化无力，而三焦之气化，上焦不能如雾，下焦则不能如渎，致水液代谢失调，故双下肢浮肿；大气不潮于舌，则舌暗红而干；带下臭秽而黄，舌苔黄腻，为湿热之明征，今以升陷汤升提下陷之大气，使其复其本位，发挥正常功能，辅以二妙除湿，故诸症可除。

【出处】孙莉，谷云龙. 浅谈"升陷汤"的临床应用体会. 内蒙古中医药，2011（24）：17-18. 略有改动。

二、心绞痛

刘某，女，50岁。2002年5月28日诉左胸部（膻中穴左侧2 cm处）约一乒乓球大小之区域刺痛、闷痛反复数年。无放射至后背、左上肢，伴阵发性心悸，气短而喘，感只有出气、难吸入，在活动、上楼时加重，每心悸先感颜面潮红、口唇咽干，继感心中惊恐如将死状、气短而喘。心悸发作后数日内感乏力，四肢酸软、汗出多，不时出现颜面、双下肢浮肿，夜难入寐。上述诸症初2个月发作1次，后渐1个月发作12次，每次发作持续数秒至3分钟不等；病情时好时坏，无明显诱因，有时亦可不药而愈。曾住院2次，心电图、超声心动图、平板心电图、24小时动态心电图、胸片、心肌酶等均无异常，服用过多种治疗冠心病、心绞痛中西药，效不显，偶反有加重。舌正苔薄，舌下两侧可见紫红色络脉数条；脉双寸弱，余弦缓。

处方：**黄芪 30 g，知母 12 g，桔梗 10 g，柴胡 10 g，升麻 6 g，党参 15 g，麦冬 15 g，五味子 10 g，生龙牡 15 g，大腹皮 15 g，苏木 10 g，炙甘草 15 g。** 3 剂后症减，5 剂胸痛除，继之调理月余而愈。

按语

该病确是心绞痛，为何多方不效？观其所服之药，一派活血化瘀、通络止痛之药，偶有补气血之一二味。此现代中医治病按所谓中西医结合理论指导治疗之一弊端，在西医病理生理理论指导下，重视中药药理研究成果之运用，却不认真辨证论治，不按中医"性味"理论运用中药治疗所致。此证确有血脉瘀阻之征，为何久用活血化瘀之药不效？张锡纯谓："至大气即宗气者，亦尝深考《内经》而得之。……《灵枢》客邪篇曰：'……宗气积于胸中，出于喉咙，以贯心脉，而行呼吸焉。'……且细审'以贯心脉，而行呼吸'之语，是大气不但为诸气之纲领，并可为周身血脉之纲领矣。"大气下陷无力推动血行，血脉渐见瘀阻，故疼痛固定不移且以刺痛为主；血行不利，心失濡养，则心中悸动惊恐难安；气陷则呼吸之能衰而呼吸困难。故此病之病根在于大气下陷，血瘀阻滞仅为标证，患者素体尚健，故能自复康健。用药以升陷汤为主，升举大气，复司呼吸贯心脉之能；生脉散养心阴血，略佐活血通络止痛。

【出处】李茎茎，欧阳灵莉，刘翔. 升陷汤的应用与发挥. 光明中医，2007（6）：36-38. 略有改动。

三、心功能不全

唐某，男，62 岁，2013 年 3 月 2 日初诊。患者曾在外院就诊，诊断为"冠心病，心功能Ⅲ级"。平时服用地高辛片、硝酸异山梨酯缓释片等，症状控制不佳。近 3 天因情绪波动，症状加重，夜间需端坐呼吸，曾在急诊科接受急救，未能改善。现诊见：胸闷心悸，疲乏，气短不足以息，食欲不振。舌质紫黯、苔黄腻，脉数弱。辨为胸阳不振，宗气下陷证。治宜补气升提，温通气血。处方：**生黄芪 30 g，知母、山楂各 15 g，党参、山茱萸、桂枝、丹参各 10 g，柴胡、桔梗各 8 g，升麻 5 g**。日 1 剂，水煎，分 2 次温服。1 剂后症状即有明显好转。连服 3 剂，患者恢复如平时。后间断依此法调治，病情稳定，随访半年，自觉较单服西药时更舒服。

按语

张锡纯所谓大气即宗气。宗气下陷不能司呼吸，故喘息，呼吸困难；胸阳不振，气血不足，则胸闷、心悸、脉弱。患者心功能不全始终贯穿着宗气下陷的病机，因此在升陷汤的基础上加桂枝、山楂、丹参活血通络，党参益气生津，山茱萸敛阴固脱。药证合拍，故患者感觉良好。

【出处】冯睿. 升陷汤急症应用举隅. 浙江中医杂志，2017（1）：16. 略有改动。

四、老年性心脏瓣膜病

罗某，女，64岁。2014年6月9日，患者以"反复气促、胸闷月余，加重1天"为主诉在连州市中医院内科病房住院治疗，诊断为：①老年性心脏瓣膜病：二、三尖瓣轻度反流；②颈椎病。住院期间其主管医生曾给予营养心肌、改善循环等对症支持治疗，中医方面曾给予半夏泻心汤，但效果不佳。患者欲出院吃中药继续治疗，偶遇笔者。刻诊：胸闷、气促，以呼气困难为主，双肩下垂呼吸为快，头晕，活动为甚，少腹胀满不适而无坠感，纳差，舌淡红，苔薄白，脉弱，右寸尤甚。辨为大气下陷证，治宜益气升阳。处方：**黄芪18 g，知母12 g，柴胡6 g，升麻5 g，桔梗6 g，党参10 g**。3剂，水煎服，每日1剂。2014年6月13日，患者电话告知服完3剂中药后少腹胀满消失，胃口渐佳，嘱其在原方基础上加**生晒参**（打粉送服）**10 g、胡核桃**（打碎）**4枚、补骨脂15 g**。

> **按语**

前医见其胸闷、少腹胀，便投半夏泻心汤，不知伤寒之半夏泻心汤之痞在上腹部，岂有在少腹之理？胸闷、气促皆乃大气不足，不能支撑胸廓所致；头晕，为大气不能充养脑髓，动则气耗，故加重。方用升陷汤，加党参者，气虚甚也。二诊加生晒参者，乃乘胜追击，取其益气之功。打粉者，李可老中医谓"人参打小块吞服，入胃缓缓奏功，使下陷之气，徐徐上达……"用胡核桃、补骨脂者，乃取青娥丸之意，以温肾纳气。

因大气下陷者，标在心肺之气不足，根在元气化生无力，因肾为气之根，少阴乃元气生发之源泉。

【**出处**】王俊月，王远平. 升陷汤临证验案二则. 中国民族民间医药，2015（4）：143. 略有改动。

第三节　肝系疾病

一、胁肋疼痛

王某，女，36 岁，2002 年 1 月 16 日初诊。患者右胁肋部疼痛 1 年余，时轻时重，尤以劳累后疼痛明显，休息后疼痛减轻。B 超提示：慢性胆囊炎。察其舌淡、苔薄白，脉细沉弱。前医多以疏肝利胆、行气活血止痛法治疗，收效甚微。患者平素易感冒，常自汗，此乃肺气虚，肺降不及，肝气太过，治以补肺气、制肝气。处方：**生黄芪 60 g，知母、旋覆花**（带包）**各 15 g，醋柴胡、佛手、合欢皮各 10 g，桔梗、升麻各 6 g**。每天 1 剂，水煎服。服 3 剂后胁肋部疼痛明显好转，劳累后痛感已不明显。继以上方加**白术 15 g、防风 10 g**，以 10 剂共为散剂服用，以巩固疗效。

按语

胁肋部疼痛，多责之于肝胆，但本病从肝胆治疗效不佳。因患者易感冒，常自汗，劳累后疼痛明显，此乃肺气虚，肺降不及，使肝气升发太过。方以升陷汤为主，少佐柔肝之品。妙用旋覆花，一引肺气肃降下行，二制肝气升发太过。此病以五行生克制化之理论而取效。

【出处】冉太斌，江万松. 升陷汤新用. 新中医，2003（11）：66. 略有改动。

二、乙型肝炎

何某，女，17 岁。高考前体检发现患有乙型肝炎，于当地县人民医院治疗无好转，其间复查两次，提示：HBs-Ag+，HBe-Ag+，血清总胆红素增高，ALT 50 U/L。西医诊断为乙型肝炎。现神疲乏力，少气懒言，面色少华，胁肋隐痛，食欲呆滞，大便溏薄，月经量少，舌质淡、苔薄白，脉沉细，为肝脾两虚之证。用补中益气汤加味治疗 1 周，病渐好转。再用药：**黄芪 90 g，党参 60 g，白术 30 g，炙甘草 10 g，陈皮 10 g，升麻 5 g，柴胡 10 g，虎杖 15 g，丹参 15 g，半枝莲 15g，贯众 15 g，白花蛇舌草 15 g**。每日 1 剂，水煎，每次 150 mL，每日 3 次，饭后服。治疗 1 个月，病减八九，守方加减，继服月余，复查肝功能恢复正常，乙型肝炎血清病毒标志物转阴而告痊愈。

按语

乙型肝炎是由正气不足，湿热毒邪侵袭所致。患者肝病迁延日久，脾土早虚，运化不及，肝失所养，肝病传脾，又加重脾虚。治非补虚则邪不除，故用参、术、芪、草补脾缓肝，当归补肝血以柔润，升麻、柴胡辛甘养阳、强肝散毒。药证合拍，故获佳效。

【出处】张治福. 补中益气汤临床新用举隅. 实用中医药杂志，2010（2）：111. 略有改动。

第四节　肾系疾病

一、尿浊

患者丙，34 岁，2012 年 3 月初诊。患者于 2009 年 3 月间因工作和家务操劳过度，发现小便混浊，混浆如乳，伴有头晕、失眠、腰酸、乏力，多次查尿乳糜试验结果阳性，尿常规检查提示有蛋白、红细胞，未见到血丝虫。多家医院诊断为"前列腺炎"。4 年来多方求医无效，心情低沉，面色灰暗，形体消瘦，伴见头晕乏力，气短懒言，腰疼腰酸，小腹坠胀，纳呆便溏，小便色如乳膏，淋漓不畅，月经不调，经量偏少，色淡质稀，淋漓而下，白带量多而清稀，舌淡而苔薄白，脉弱细。证为脾阳不足，气虚下陷，固摄无力，精微下注。治以补中益气，升清降浊，拟补中益气汤加味。处方：**黄芪 30 g，西洋参、白术、升麻、柴胡、桂枝各 15 g，肉桂、豆蔻各 10 g，知母 20 g，白花蛇舌草、露蜂房、炙甘草各 10 g**。服药 7 剂，患者精神好转，尿色转清，腰疼得减。药方对症，守方继服 1 个月，诸症皆无，复查尿常规正常、尿乳糜试验结果阴性。再予补中益气丸口服治疗 3 个月，以巩固疗效。随访 2 年，未见复发。

按语

本案患者因劳累出现尿浊。李东垣曰："内伤脾胃，乃伤其气；外感风寒，乃伤其形""脾胃气虚，则下流于肾"。肾受邪气必影响膀胱，而见小便混浊如乳。究其原因乃脾虚气陷，故以补中益气汤升举脾气，温补其阳，脾健则水谷精微得以四布而无下注之患，尿浊之症遂无。

【出处】杨勤龙．补中益气汤新用．中医临床研究，2014（26）：92-93．略有改动。

二、癃闭

王某，男，58岁，1996年6月20日初诊。患者排尿滴沥不畅已2年余，伴尿量减少，尿细如线，腹胀，时时坠肛，似欲大便，每因过度劳累而诱发加重。2天前因尿潴留曾来本院行导尿术。肛检发现前列腺明显增大，表面光滑，质硬，中央沟消失，轻度压痛。舌淡、苔薄白，脉沉弱。证属脾虚气弱，水湿内停，膀胱气化失司，治宜补中益气、通利小便。补中益气汤加味：**黄芪20 g，党参、仙灵脾、车前子（包）各15 g，白术、陈皮、当归各10 g，柴胡、通草、炙甘草、升麻各6g，肉桂5 g**。6剂后，小便渐畅，小腹坠胀感明显减轻，上方加**山萸肉10 g、王不留行15 g**，又进6剂，诸症消失。

按语

本案患者乃系脾虚清阳不升，浊阴不能下降，小便因而不利。《黄帝内经·灵枢·口问》曰："中气不足，溲便为之变。"故以补中益气汤补中气、升清阳，俟脾气得升，则浊阴易降。加肉桂、仙灵脾补命门以助气化，通草、车前子利尿化湿。因升降有序，则气化通利，小便自畅。

【出处】刘奇. 补中益气汤异病同治一得. 浙江中医杂志, 2009（8）：589. 略有改动。

三、水肿

马某，男，80 岁，2013 年 6 月 14 日初诊。患者双下肢膝以下及颜面浮肿一个月，西医全面体检无阳性发现，服利尿剂后缓解，停服利尿剂水肿如故，平时怕热。自汗，纳可，睡眠正常，大便二日一行，偶有便秘，夜尿 5 次。舌质红，舌体胖大，苔薄白，中后部白腻，脉细涩。辨证为大气下陷，气不流津，治以升陷汤加味。方药：**生黄芪 30 g，知母 10 g，升麻 10 g，柴胡 6 g，桔梗 10 g，党参 15 g，山萸肉 20 g，肉苁蓉 30 g，桑叶 20 g，炒枳壳 15 g，瓜蒌 30 g，木香 6 g，瞿麦 10 g，车前子 10 g**。7 服，水煎服。一周后复诊，颜面水肿基本消失，双下肢水肿明显减轻，纳眠可，入睡后胃有泛酸，烧心，大便二日一行，大便黏腻，排便不爽，夜尿 5 次。舌尖红，苔薄黄，脉细。继以前方加**黄连 10 g、吴茱萸 6 g** 和胃制酸，**益智仁 10 g、乌药 10 g** 益肾缩尿，14 服，水煎服。服药后病情明显改善。后来以升陷汤为基本方加减治疗两月余，颜面及双下肢水肿全部消退，体质转佳，疾病康复。

> **按语**

《金匮要略·水气病脉证并治·第十四》提出水气病的治则："大气一转，其气乃散。"喻嘉言《医门法律》提出："身形之中，有营气，有卫气，有宗气，有脏腑之气，有经络之气，各为区分。其所以统摄营卫、脏腑、经络，而令充周无间，环流不息，通体节节皆灵者，全赖胸中大气为之主持。"张锡纯提出："大气虽在膈上，实能斡旋全身，统摄三焦。"大气主持一身之气，其气不足导致水液代谢障碍，水湿内停，水为阴邪，其性趋下，发为水肿。运用升陷汤补益大气，使其发挥正常的斡旋气机，调节水液代谢的功能，水肿自然消退。

【出处】康雷，杨迎霞，赵晓东. 姜良铎教授应用升陷汤治疗杂病三则. 继续医学教育，2014（6）：47-48. 略有改动。

四、淋证

赵某，女，58岁，因尿频尿急反复发作3年，加重2天，于2012年3月9日来我院门诊就诊。患者在3年前由于劳累后出现尿频尿急，遂到他院就诊，经查尿常规、泌尿系统彩超等，诊断为尿路感染，经静点抗生素（具体用药及用量不详）治疗后好转，此后每因劳累或感凉后尿路感染反复发作，均需口服或静点抗生素方能缓解。2天前患者因劳累上症复发，自服抗生素后未见缓解，为求中医药系统诊疗，遂来我院门诊就诊。症见：尿频尿急，无明显尿痛，淋沥不已，时作时止，腰酸膝软，神疲乏力，小腹坠胀，畏寒，舌质淡、苔薄白，脉细弱。查尿常规示：白细胞1+，白细胞计数208.5/μL。中医诊断：淋证（劳淋）。西医诊断：尿路感染。治法：健脾益肾，益气升陷。方药：**黄芪，白术，陈皮，升麻，柴胡，人参，甘草，**

当归，肉苁蓉，五味子，菟丝子，巴戟天，泽泻，车前子。水煎取汁 300 mL，日 2 次，早晚分服。二诊：患者连用 7 剂后复诊，尿频尿急症状缓解，淋沥不已减轻。复查尿常规：白细胞1+，白细胞计数 68.3/μL。因患者仍腰酸膝软，神疲乏力，睡眠欠佳，在上方基础上加入六味地黄丸之**山萸肉、山药、干地黄、茯神，**以补肾安神。三诊：服 7 剂后复诊，尿频尿急症状基本消失。复查尿常规：白细胞 –，白细胞计数 23.1/μL；提示尿路感染临床治愈。因患者年老体虚，故继续以上方调理，但患者不欲继续口服中药汤剂，故让其口服补中益气丸以巩固疗效。此后患者未复诊，经间断电话随访，得知其病情稳定，尿路感染发作次数减少，感冒次数亦随之减少。

按语

尿路感染是临床常见病种，一年四季均可发病，反复发作的尿路感染往往由余热未尽、正气亏损所致。有些病人可一年发作数次至十数次，减少发作频率是目前较为棘手的问题。西医主要应用抗生素治疗，而中医介入则着眼于如何加速恢复，特别是控制复发及重新感染。方中黄芪补中益气、升阳固表；人参、白术、甘草甘温益气、补益脾胃；陈皮调理气机，当归补血和营；升麻、柴胡协同参、芪升举清阳。综合上药，一则补气健脾，使后天生化有源，脾胃气虚诸症自复其位；二则升提中气，恢复中焦升降之功能，使小腹坠胀自可痊愈。辅以泽泻、车前子利水通淋，配以肉苁蓉、五味子、菟丝子、巴戟天温肾固涩，增强治劳淋之功效。全方功善健脾益肾、益气升陷，淋证得除。

【出处】付艳艳，刘奇峰．劳淋脾虚气陷型的诊治体会．中国中医药现代远程教育，2013（10）：119．略有改动。

五、尿频

李某，女，42 岁，因"小便频数加重一月"于 2000 年 7 月 15 日就诊。患者有慢性肾盂肾炎史 5 年，间断出现小便频数，白天 10 次，夜间 5 ~ 6 次，色清量少；有时遗溺裤中，无尿痛感。常觉气短口渴，但不能饮水，饮后即尿，伴大便干燥，常 3 ~ 4 日一解，每用开塞露或服番泻叶水助便。肾及膀胱 B 超未见异常。诊断为慢性肾盂肾炎急性发作。应用氧氟沙星片及中药八正散治疗一周，小便频数不减，大便干燥加重。改用滋阴益肾法，用六味地黄汤加减治疗，诸症仍无好转。细诊舌质淡、苔薄黄，脉搏沉细无力。证属大气下降，下焦气化不能固摄所致，遂用升陷汤加味。处方：**生黄芪 30 g，知母 12 g，柴胡 10 g，桔梗 10 g，升麻 6 g，党参 25 g，山茱萸 15 g，益智仁 10 g，肉苁蓉 10 g，麻子仁 10 g**。服用 5 剂，小便次数减少，尿量增加，大便转软。原方略事加减又服 20 剂，化验检查无异常，诸症消失。患者大气素虚，诚如张锡纯所说："大气虽在膈上，实能斡旋全身，统摄三焦""今因大气下陷而失位无权，是以全身失其斡旋""三焦失其统摄，小便遂泄泻不禁"。今用升陷汤升补大气，恢复本位，则三焦气化有权而痊愈。

【出处】朱常辉．升陷汤活用四则．河南中医，2006（11）：71．略有改动。

六、尿潴留

余某，男，69 岁，2001 年 10 月 8 日初诊。小便淋漓不畅半年多，西医诊断为前列腺肥大。经中西药治疗，效果不佳。近一周来，突然出现小便闭阻不通，临厕尽力只能点滴而下。诊见：身体虚弱，呼吸呈喘状，舌淡红、苔薄白，脉沉细弱。证属肺气虚，通调水道功能失职，治以大补肺气，方用升陷汤加味。处方：**生黄芪 60 g，知母、猪苓、丹参各 15 g，柴胡、桔梗、升麻各 6 g，泽泻、三棱、莪术各 12 g**。3 剂，水煎服，每天 1 剂。药后小便通畅。续服 7 剂巩固疗效。随访半年未复发。

按语

中医学认为，肺主行水，肺为水之上源。只有肺气充盈，肺的通调水道功能才能正常。四诊合参，辨证为肺气虚，肺失通调水道之功。升陷汤走补肺气治本，少佐通利软坚散结之品治标，共奏承上启下、通调水道之功。

【出处】冉太斌，江万松．升陷汤新用．新中医，2003（11）：66．略有改动。

第五节　脾胃系统疾病

一、腹泻

患者为女性，48 岁，因腹泻两年余，于 2002 年 3 月 20 日就诊，诉每感胸中气坠必解稀溏大便 1 次，每日 4~5 次，便后乏力头昏更甚，矢气后心慌、气短，时发热汗出，头昏，头皮发紧，颈项、肩臂、胁肋疼痛，声嘶，舌淡、苔白，脉沉细无力。曾用多种抗生素及参苓白术散、葛根芩连汤等，效果不显，大便、尿、血常规正常，心电图、血糖、纤维结肠镜、胃镜、B 超、肝功能、肾功能均未见异常。诊为大气下陷，当升补大气。予升陷汤加减：**黄芪 30 g，桔梗 3 g，柴胡 3 g，知母 10 g，山茱萸 30 g，白术 30 g，茯苓 15 g，党参 30 g，鸡内金 10 g，川芎 10 g，陈皮 10 g，防风 9 g，金银花 30 g，诃子 9 g**。1 剂，水煎服。3 月 22 日复诊，诉服药后矢气频频，奇臭无比，矢气后不觉心慌反觉舒畅，小便清长频数，汗收泻止，大便每日 1 次，便后无不适，气坠感消失，身体轻便，脉已有力，仍失眠。予上方去**金银花、防风**，加**升麻 3 g，龙骨 15 g，牡蛎 15 g，枣仁 15 g**，减**山茱萸为 10 g**。2 剂后好转。

> **按语**

胸中阳气，独名大气。大气下陷即胸中阳气虚而下陷，症见气短、怔忡、二便不禁等。本案脾不升清，泄泻日久，水谷不能化生精微，致大气失养而虚陷，故每感胸中气坠必大便，矢气后心慌、气短，有脱陷之虞。头为诸阳之会，清阳不升，浊阴不降，故头昏、头皮发紧；宗气虚陷不足以贯心脉而行呼吸，故心慌、气短、声嘶，脉沉细无力；气虚血滞，故颈项、肩臂、胁肋疼痛，大便、矢气则气陷加重，故症状加剧。辨证为大气下陷，急当升补大气，用升陷汤加减。方中黄芪升补大气；柴胡升阳举陷；防风祛风胜湿止痛，并能升阳；山茱萸收敛气分之耗散，以防脱变；党参、白术、茯苓补中益气，健脾除湿；诃子利咽涩肠；知母凉润以制黄芪气温，恐久病毒自内生；金银花解毒止利；川芎通调气血；鸡内金消积化滞；陈皮行气，以防补药之滞；桔梗载药上达胸中，共奏升补大气之功。药后气血畅通，清升浊降，气化水行，故矢气多而臭，小便清长。大气归位，汗收泻止，其效甚捷。

【出处】张小平. 大气下陷治验 1 例. 疑难病杂志，2005（4）：207. 略有改动。

二、上腹部胀满

曾某，女，21 岁。2014 年 8 月 25 日就诊，以右上腹部胀满一周为主诉求诊，曾自服吗丁啉等胃药无效。刻诊：上腹部胀满甚，以饥饿时、下午及晚上加重，压之不痛，肚皮偏凉，伴腰酸，时有呼吸困难，以双肩下垂呼吸为快，时觉胸中气不够，今日因不慎饮凉饮，增腹泻三次，无臭，肛门无灼热感，口干喜温饮，饮后腹胀，小便偏少，自述若能打嗝会感舒畅，略有烦躁，眠可，纳差，乏力，舌淡、苔薄白，边有齿印，脉细。经询问，患者一周前月经干净后便出现腹胀，素来体质较常人偏怕冷、恶风。辨为脾胃虚寒兼大气下陷证，治宜温中散寒，益气升阳。处方以理中汤合升陷汤加味：**干姜 15 g，白术 10 g，党参 10 g，炙甘草 5 g，黄芪 18 g，知母 6 g，升麻 6 g，柴胡 6 g，桔梗 6 g，补骨脂 15 g，茯苓 10 g，泽泻 10 g**。2 剂，水煎服，日服 1 剂。2014 年 8 月 28 日二诊：患者服完 1 剂后，腹胀已消十之七八，呼吸已平。然患者服完 2 剂后，觉已无大碍，遂停药，岂料次日腹胀遂复，仍纳差，心烦明显。处方以桂附理中汤合升陷汤加味：**干姜 15 g，白术 10 g，党参 10 g，炙甘草 5 g，黄芪 18 g，知母 6 g，升麻 6 g，柴胡 6 g，桔梗 6 g，肉桂 3 g，制附子 10 g，乌梅 18 g，栀子 3 g，淡豆豉 10 g**。4 剂，水煎服，日服 1 剂。后患者电话告知，服完药后腹胀等症已除。

按语

初诊时患者肚皮偏凉，饮冷便拉稀无味，素来怕冷、恶风，中焦虚寒无疑，此用理中汤之理。然究其腹胀，实乃经后气随血走，大气下陷所致也。患者喜打嗝、双肩下垂呼吸为快，皆乃胸中之气不足。中脘气胀，大气陷于中焦也。医者助患者把中焦之气提至胸中便可，如此平衡，升陷汤可也。然患者已有腰酸之困，少阴之象显露，增补骨脂一味，取其火生土；因患者舌边有齿印，小便偏少，且腹泻，故用茯苓、泽泻利小便以实大便。复诊时思此病之所以反复，乃腹胀之根本在少阴釜底之火不足，应遵李可老中医之教诲："凡治脾胃病本药不效，速温养命火，火旺自能生土。"遂去补骨脂、茯苓、泽泻，增肉桂、附子直温釜底之火，佐乌梅使釜底之火能永固于下焦；心烦盛，用栀子豉汤清透上焦虚热。

【出处】王俊月，王远平. 升陷汤临证验案二则. 中国民族民间医药，2015（4）：143. 略有改动。

三、便秘

张某，女，75岁，2005年2月3日初诊。大便不畅，努挣难下两年余，平时虽有便意，临厕努挣乏力，用力排便时则汗出气促，便后神疲乏力，伴有面色苍白、肛门下坠不适、舌淡、苔白、脉虚无力等。曾服果导片、芦荟胶囊等，能暂时缓解，但停药后排便更难，亦曾服中药治疗，但效果不佳。辨证属气虚便秘，治宜益气升陷，方用升陷汤加减。药用：**黄芪40 g，柴胡6 g，升麻6 g，桔梗4 g，山茱萸30 g，人参10 g，当归20 g**。每日1剂，水煎服。服药5剂后各种症状明显减轻，服药20剂后大便正常，症状消失。随访半年无复发。

按语

便秘只是一个症状，临床较多见，病因复杂，中医在治本病时，应根据病因病机进行辨证施治。本案患者年迈，肺、脾气虚。肺气虚，大肠传送无力，虽有便意，但须竭力努挣，挣则耗气，气虚更甚，呼吸失调，故见呼吸气促、神疲乏力；肌表不固，可见汗出；气虚下陷，可见肛门下坠不适。脾虚运化无权，化源不足，可见面色苍白，舌淡、苔白，脉虚无力。方用升陷汤益气升陷，佐以人参培气之本，山茱萸酸敛，防气之涣散，当归补血润肠。诸药合用，切中病机，故收效满意。

【出处】李兰波，周建合. 升陷汤临证应用 3 则. 实用中医内科杂志，2007（5）：28. 略有改动。

四、习惯性便秘（李燕林医案）

傅某，男，95 岁。患者长期排便困难，4 天左右 1 次，甚则更久，但粪质并不干硬。虽有便意，临厕努挣难解，久则气急汗出，便后神疲乏力。曾服乳果糖、外用开塞露等药物，初始效果尚可，久后无效。其家属为求中医治疗特来门诊就诊。现症见：排便困难，4 天未解大便，神疲乏力，动则气短，尿频，纳眠可。舌淡，苔薄白，脉沉。辨证：肺肾气虚下陷，大肠传导失司。治法：益气升陷。处方：**黄芪 15 g，升麻 5 g，柴胡 5 g，枳壳 15 g，党参 20 g，当归 10 g，酒苁蓉 20 g，牛膝 15 g，山药 15 g，乌药 10 g，益智仁 15 g，茯苓 30 g，车前子 20 g**。服 5 剂后便秘缓解显著，继服 10 剂巩固疗效。

按语

习惯性便秘是指大便秘结、排便时间长，或大便头硬继之软便，但排便时间长或粪质不硬，虽有便意但便不畅，且经检查未发现器质性病变，时间持续 2 个月以上者。临床上西医治疗效果往往不理想，中医则可取得较好疗效。《证治要诀·大便秘》云："气秘由于气不升降，谷气不行，其人多噫……""风秘之病，由风搏肺脏，传于大肠，故传化难"。《兰室秘藏·大便结燥门》云："肾主大便，大便难者，取足少阴。夫肾主五液，……津液亏少，故大便结燥。"便秘者，究其病位在肠，涉及脾、肾、肺。病机为气机升降失调，气虚不能推动，肾液亏致大肠传导失司，三者之间互为因果，形成恶性循环，致久秘难下，若想根除需并举。本案患者年老体衰，大气素虚，诚如张锡纯所说："大气虽在膈上，实能斡旋全身，统摄三焦""今因大气下陷而失位无权，是以全身失其斡旋"。故见气短、乏力、尿频、大便结等症。方选升陷汤合济川煎加减。方中黄芪既善补气，又善升气，且其质轻松，中含氧气，与胸中大气有同气相求之妙用；柴胡为少阳之药，能引大气之陷者自左上升；升麻为阳明之药，能引大气之陷者自右上升。上三味能使气陷得升，气机调和。酒苁蓉咸温，入肾、大肠经，善于温补肾精、暖腰润肠；当归养血和血，润肠通便，牛膝补肾壮腰，善行于下。枳壳宽肠下气而助通便，与升麻配伍，清阳得升，浊阴自降。上五味使肾复精充，肠得濡润而大便自调。考虑到患者尿频乃肾虚气化失职，水液代谢失常，故以缩泉丸（山药、乌药、益智仁）、茯苓、车前子调节水液。

第六节　外科疾病

一、疝气

患者男，42岁，2006年1月高空作业时不慎坠落，致腰部、股部、双侧小腿等多处受伤，接受骨科手术治疗，术后2个月转入中医科病房接受进一步康复治疗。住院期间在进行功能锻炼时阴囊突然出现坠胀感，右侧腹股沟处触及鸽蛋大肿块，质地柔软，平卧时用手可回纳，急走或进食后右侧少腹剧烈疼痛，遂请普外科会诊，考虑斜疝，建议手术。患者恐惧手术，欲先保守治疗。患者自摔伤以来时感下肢乏力，腰部酸困，心中怔忡，稍遇劳累则胸闷胸憋，自汗，气短不足以息。纳差，大便时干时稀，舌紫暗，苔薄黄，脉沉细。中医辨证：气虚下陷为本，寒凝、血瘀为标，故以升陷汤加味治疗：**黄芪24 g，升麻6 g，柴胡8 g，知母15 g，桔梗12 g，枳壳15 g，当归20 g，桃仁15 g，肉苁蓉15 g，莪术10 g，荔核15 g，小茴香12 g，鸡血藤20 g**。服上方7剂，药合病机，精神转佳，少腹疼痛缓解，阴囊下坠减半，唯感口咽干燥，遂去**荔核、小茴香、肉苁蓉、鸡血藤**，加**麦冬20 g、芦根30 g、生甘草10 g**以养阴清热，续用**丹参20 g、乌药12 g**活血祛瘀，行气散寒止痛。再进7剂后，患者自诉急走或进食后未再有少腹疼痛感，胸部不适明显缓解，肿物偶脱出。效不更方，继续治疗，以求巩固疗效。

按语

中医学认为，疝气乃先天不足，中气下陷或寒凝肝脉引起。张景岳提出："治疝必治气。"针对本证患者从高处坠下，惊恐异常，惊则气乱，恐则气下，加之卧床年余，久卧伤气，致中气下陷，气机失调，气血瘀阻，不通则痛，故治以益气升阳举陷、理气止痛为法，佐以调脾和胃，使脾胃强健，中气充足，阳气得升。方中黄芪既善补气，又善升气，知母凉润，以佐黄芪之温，升麻、柴胡升阳举陷，桔梗引药达病所，另佐小茴香、荔核温经散寒、理气止痛，当归、桃仁、肉苁蓉养血润肠通便，防止腹压增高；鸡血藤行血补血、舒筋活络。诸药共济，使得清阳上升，气机通畅，通则不痛，方中之用意如此，至随时活泼加减，尤在临症者之善变通耳。

【出处】张娜，马华. 加味升陷汤验案四则. 临床医药实践杂志，2007（12）：1175-1176. 略有改动。

二、阴疽

患者女，69 岁。患糖尿病多年，因双腿疼痛、行走不便而用理疗器局部热疗，但因加热时间过长致双下肢多处烫伤，入院后经局部处理、抗炎治疗 3 天，疼痛不减。双腿灼痛明显，不能下地行走，脚底有一 2 cm×1.5 cm 伤口，中心发黑，凹陷渗液。周围组织红肿，表面结痂。左脚脚面、内踝、小腿外侧散布 0.3～1.5 cm 不等创面，中心发黑，灼痛明显。神疲头昏，饮食减少，大便溏、日行 2～3 次，小便量少频数，空腹血糖

16 mmol/L，舌尖红、光滑少苔，脉沉细。诊为阴疽。证属气虚下陷。治以升阳益气，托脓生肌。方用升陷汤加减：**黄芪 20 g，桔梗 10 g，升麻 5 g，柴胡 10 g，知母 10 g，山药 20 g，人参 15 g，苍术 15 g，葛根 30 g，山楂 15 g，甘草 5 g，炮穿山甲 6 g，白花蛇舌草 15 g**。水煎服。服 4 剂后双下肢多处创面干燥结痂，周边红晕消退，疼痛明显减轻。上方再服 3 剂，小伤口基本痊愈，较大伤口已干燥结痂，周边红晕消退，遂带药 4 剂出院。1 个月后伤口痊愈，皮肤光滑。

按语

患者体弱多病，虽有伤口灼热疼痛，周边红晕，但伤口中心凹陷，痂色暗黑，故用升陷汤升阳补气有很好疗效。

【出处】王黎芸，徐军霞. 升陷汤临床应用心得. 实用中医药杂志，2007（8）：527. 略有改动。

三、术后高热

付某，女，23 岁，未婚。因腹痛 1 周、腹内包块进行性增大，于 2007 年 3 月 2 日入院，在行剖腹探查中发现下腹腔肠间有一脓肿，经吸脓冲洗等处理后关腹。术后诊断为下腹腔脓肿，继发性腹膜炎。术后 2 周，伤口不愈，曾用多种抗生素和清热解毒中药无效，体温持续在 39 ℃ ~ 40 ℃。B 超检查提示腹腔又见一 4 cm × 7 cm 脓肿，血常规检查结果 WBC 15×10^9/L，提示化脓感染，但用药后无效。诊见急性病容、高热貌，神疲乏力，语声低微，纳差，口淡，舌苔白厚，脉弦细。证属脾胃气虚。

治宜补脾益气、甘温除热、排脓解毒。用补中益气汤化裁：**黄芪 120 g，白术 60 g，党参 60 g，柴胡 10 g，当归 20 g，炙甘草 10 g，薏苡仁 30 g，金银花 60 g，连翘 30 g**。每天 1 剂，水煎，每次 150 mL，每日 3 次，饭后服。服药后从引流口自溢脓液约 200 mL，体温降至 37.6 ℃，食欲增进，守方加减 6 剂后康复出院。

按语

患者虽有严重感染，持续高热，貌似实证、热证，但口不渴、舌苔不黄、脉不洪数，且神疲乏力、语声低微、纳差食少，均提示脾气亏虚、中气不足、虚实夹杂证。故用黄芪、白术、党参、当归补益气血，薏苡仁、金银花、连翘、柴胡清热解毒排脓，收到满意疗效。

【出处】张治福. 补中益气汤临床新用举隅. 实用中医药杂志，2010（2）：111. 略有改动。

四、嘴角糜烂

患者甲，女，35 岁，2013 年 3 月初诊。患者一年来反复出现嘴角糜烂，糜烂处灼热辣痛，并伴舌尖疼痛等症，张口时疼痛加重。曾服用清开灵、栀子金花丸等，未见好转。症见上腹部沉闷，纳呆便溏，嘴角糜烂流水，舌淡胖，边有齿印，舌苔薄白，脉弱细。证为脾胃气虚，清阳不升，阴火上炎。治当补中益气，滋阴祛火，拟补中益气汤加减。处方：**黄芪 30 g，党参、升麻、太子参、柴胡、芦根各 15 g，白茅根 30 g，淡竹叶**

10 g，肉桂 3 g，甘草 3 g。服药 10 剂后糜烂面缩小，诸症大减，守原方继进 7 剂，诸症悉平。再予补中益气丸口服 1 个月巩固疗效，至今未见复发。

按语

脾开窍于口，嘴角糜烂多由心脾积热引起，阴火上乘也可引起。本例患者因脾胃气虚，清阳不升，阴火乘脾胃之虚而上攻，诸症产生。夜晚阳气虚弱，阴火肆虐，故每到下半夜诸症加剧，前者过多使用苦寒凉药，以寒治寒，伤至中气，故病反加剧而无效。以补中益气汤补脾胃之气，调整升降之机，使脾复健运，清阳上升，而诸症自愈。

【**出处**】杨勤龙．补中益气汤新用．中医临床研究，2014（26）：92-93．略有改动。

第七节　妇产科疾病

一、子宫脱垂

患者张某，女，年龄62岁，职业农民。年轻时产多乳众，劳逸失调。入院主诉常感神疲乏力，腹胀便溏，未经系统治疗，病情时好时犯。半月前，又因劳累而诱发，现自觉阴户中有物突出，并有下坠感，气短乏力，头晕目眩，纳少便溏，面白无华，舌淡、苔白，脉缓弱。经中医四诊，患者乃脾虚气陷之证，法当补中益气，升阳举陷，援补中益气汤之意治之。方剂：**黄芪30 g，党参30 g，白术15 g，升麻10 g，柴胡12 g，当归12 g，陈皮6 g，肉桂6 g，炙甘草6 g**。每日1剂，水煎取汁，分早晚2次温服，疗程4周，共服28剂。其间，嘱患者饮食清淡，忌辛辣、生冷、油腻、鱼腥、发物类及茶饮，充足睡眠，规律作息。疗程结束后，患者至门诊随访，自觉神清气爽，纳佳眠安，阴部坠胀渐消，无突出物。

【出处】赵乾，冯占荣，徐铁岩，等. 1例脾虚气陷证子宫脱垂患者中医施治体会. 临床医药文献电子杂志，2019（38）：183，185. 略有改动。

二、产后恶露不绝

吴某，女，32岁，2003年2月9日初诊。产后淋漓不断1个多月。1个多月前产一女婴，出血较多，产后恶露淋漓不断，经静滴青霉素，口服中药生化汤十余日，效微。刻下恶露淋漓，量多、质稀、色淡红，头目眩晕，少气懒言，面色苍白，手足发凉，心悸，口渴，舌质淡红、边尖红绛，苔花剥带黄，脉虚细而数。腹部 B 超提示：子宫轮廓清，形态正常，被膜光滑，肌层回声均匀，空腔内可见一约 2.1 cm×1.6 cm 稍低回声块，轮廓清，内回声不均。证属恶露不绝（气血两虚证）。治以补气摄血，方用补中益气汤加减：**党参 24 g，生黄芪 60 g，白术 9 g，当归 9 g，阿胶珠 9 g，鹿角胶 15 g，蒲黄炭 9 g，茜根炭 60 g，仙鹤草 6 g，益母草 24 g，琥珀末 6 g**。每日 1 剂，水煎，分 2 次服。服药 10 剂，血止，给补中益气丸、归脾丸口服以巩固疗效。

按语

《胎产心法》云："产后恶露不止，非如崩证暴下之多也，由于产时伤其经血，虚损不足，不能收摄。"本证系平素体弱，正气不足，适产时出血较多，气随血脱，正气益虚，产时劳力伤脾，中气不足，气不摄血所致。方取补中益气汤益气健脾，加阿胶珠、鹿角胶养血止血，茜根炭、蒲黄炭、仙鹤草、益母草、琥珀末化瘀止血。诸药合用，"大补气血，使旧血得行，新血得生"（《增补绘图胎产心法》）。

【**出处**】刘团霞，高永昌. 补中益气汤妇科应用举隅. 河南中医，2008（9）：83-84. 略有改动。

三、阴吹

李某，女，45岁，2002年10月19日初诊。患者诉阵发性阴道有气体排出1年多，伴有声响。1年多前偶尔发觉阴道中有响气排出，继而发作渐频，时时有气排出。近日农忙，常一转身阴道即有气放出，连连有声。刻诊：白带质稀，量多色白，面色㿠白，少气懒言，头晕目眩，酸软无力，小便频数，舌淡、苔白，脉虚细。此乃肾气不足、中气下陷所致，治以固肾益气，升陷固脱。方用补中益气汤加减：**升麻3 g，黄芪15 g，肉桂5 g，白芍9 g，当归9 g，巴戟天9 g，白术12 g，菟丝子9 g，覆盆子9 g，五味子5 g，乌贼骨30 g，益智仁6 g**。每日1剂，水煎2次，早、晚分服。服药5剂，阴吹次数减少，白带量少，小便正常，腰膝有力。继服10剂，病愈。

按语

阴吹并不罕见，但病人常不愿告诉医生。《金匮要略》曰："胃气下泄，阴吹而正喧，此谷气之实也，膏发煎主之。"此乃大便艰涩，经液不足，治用油类滋润。该病临床多见于气血虚弱、肾亏中气下陷者，治疗当扶气固托。《赤水玄珠》曾有医案："令媳长卿之妇……，此后但觉气下坠，屁从子户中出，以补中益气汤加酒黄连调养而平。"本案患者因肾气不足、中气下陷而致阴吹，小便频数，白带多。用补中益气汤健脾益气升提，使气不下陷。肉桂、益智仁、巴戟天温补肾阳，固小便；乌贼骨、益智仁、覆盆子收敛止带。诸药合用，脾健气升，肾固而阴吹得愈。

【出处】刘团霞，高永昌. 补中益气汤妇科应用举隅. 河南中医，2008（9）：83-84. 略有改动。

四、妊娠咳嗽遗尿

刘某，女，26 岁，2006 年 11 月 20 日初诊。妊娠 3 个月。10 天前患感冒，经西医治疗好转，但遗留咳嗽，屡治不愈，且咳则遗尿。初以感冒后余邪未尽予止嗽散加味治疗，无效。后又以肾气不足、膀胱失约改用缩泉丸加味，仍无效。语声低微，乏力嗜卧，劳则咳甚，小腹空坠，尿液滴沥不尽，舌体淡胖、苔薄白，脉细弱无力。此乃中气下陷，斡旋无力，上下诸窍为之不利。用补中益气汤加味：**黄芪 30 g，白术 15 g，陈皮 10 g，人参 10 g，柴胡 10 g，升麻 6 g，炙甘草 6 g，当归 6 g，桔梗 10 g，五味子 10 g，粟壳 6 g**。每日 1 剂，水煎，每次 150 mL，每日 3 次，饭后服。服药 3 剂后咳减，继服 3 剂后诸症消失。半年后顺产一女婴。

按语

患者素体虚弱，妊娠期气血下注冲任养胎，脾气益虚，甚而下陷。土不生金，肺气亦虚，治节失司，宣肃无权，下元不固，则上咳下遗。补中益气汤中，黄芪、人参、白术补中益气、健脾培土生金，升麻、柴胡升提下陷之气，桔梗、陈皮宣肺止咳化痰，五味子、粟壳上敛肺气以治咳、下摄小便以止遗，黄芪伍当归补血扶正养胎。药证相符，故取效迅速。

【出处】张治福. 补中益气汤临床新用举隅. 实用中医药杂志, 2010（2）：111. 略有改动。

五、产后便秘

患者女，25 岁，2007 年 1 月 6 日初诊。患者 4 个月前生产时出现产程过长、失血过多的情况，产后又因过早劳作失于调养，近 2 个月来少腹及阴部时有坠胀感，大便数日一行，粪质干燥，努责难出，便后疲乏，胸中气短，汗出淋漓。观其面色萎黄少华，皮肤不润，舌淡暗，边有瘀斑，苔中心贯腻，脉沉细涩。查：膀胱下垂Ⅰ度，子宫、直肠下垂Ⅰ度。当即诊为产后便秘，治宜益气升提，养血润肠通便。选用升陷汤加味治疗：**黄芪 30 g，升麻 6 g，柴胡 8 g，知母 15 g，桔梗 15 g，葛根 30 g，当归 30 g，麻仁 15 g，何首乌 15 g，焦三仙 15 g，炒槟榔 12 g**。服 5 剂后复诊，自诉大便已无所苦，便质湿润成形，少腹及阴部坠胀感大有缓解，继服 7 剂，巩固疗效，随访半年未复发。

按语

《金匮要略》云："新产妇人有三病，一者病痉，二者病郁冒，三者大便难……"患者因生产时产程过长，失血耗气，加之产后过早劳作，致脾肺两虚，大气下陷。脾气虚则升举无力，少腹及阴部时有坠胀感，肺气虚则肃降失司，大肠传送无力，加之失血过多，血虚津燥，肠道失润，致使大便难解，甚则子宫下垂。大气下陷，血行无力，故可见舌质淡暗，边有瘀斑，脉沉涩。方用升陷汤加味，重用黄芪配伍升麻、柴胡以升阳举陷；

佐以当归、麻仁、何首乌养血通便，葛根升发脾阳，以助升麻、柴胡，取升中有降之意。诸药相配，共奏益气升提、润肠通便之功，故起效。

【出处】张娜，马华．加味升陷汤验案四则．临床医药实践杂志，2007（12）：1175-1176．略有改动。

六、崩漏

王某，女，45 岁，农民，于 2004 年 4 月 25 日就诊。患者自诉月经行经期延长，淋漓不尽三月余。本次月经已 23 天未尽，并伴有头晕、气短、乏力、少腹坠胀感。查舌质淡、苔薄白，脉沉无力，遂处方：**生黄芪 30 g，当归炭 15 g，知母 9 g，桔梗 9 g，柴胡 6 g，升麻 6 g，党参 15 g，阿胶**（烊化）**10 g**。患者服 2 剂后诸症俱减，又续服 6 剂痊愈。患者经期延长，致失血过多，气血虚弱。大气生养不足，不能安居胸中斡旋周身，反下陷腹中致冲任不固。经血失其约束，遂致淋漓不断。故采用升补大气、固摄冲任之法而获捷效。

【出处】朱常辉．升陷汤活用四则．河南中医，2006（11）：71．略有改动。

七、子宫全切术后遗症

杨某，女，农民，2002 年 11 月 3 日就诊。患者因重度子宫脱垂于 2002 年 10 月行子宫全切术，术后 1 周愈合良好而出院。但患者术后卧床一如常人，起立后即觉少腹下坠，稍微走动则觉气短、胸部满闷。舌淡、苔白，脉沉迟微弱。虑其大气下陷，遂处方：**黄芪 30 g，升麻 6 g，知母 9 g，桔梗 6 g，柴胡 3 g，党参 15 g，山茱萸 15 g**。日服 1 剂，水煎服。患者服药后自觉胸闷、腹部下坠等症均减轻，续服 4 剂，即能在院内随意走动而不气喘，又服 5 剂巩固，病痊愈。患者平素气血亏虚，加之手术伤及元气，致大气生养不足，不能积储胸中而反下陷，经用升大气之药后，诸症悉除。

【出处】朱常辉. 升陷汤活用四则. 河南中医，2006（11）：71. 略有改动。

第八节　男科疾病

阳痿

包某，男，45岁，农民。胸闷，气短喘促，反复发作四年余。入院时因受风寒，胸闷、气短加重，伴轻度咳嗽，痰少，口干。另有阳痿史十余年。查面色晦暗，口唇发绀，桶状胸，双下肢浮肿，舌暗红、苔薄白，脉沉弱。中医诊断为喘证，属胸中大气下陷，以升陷汤加味：**黄芪10 g，知母10 g，升麻6 g，柴胡10 g，桔梗10 g，米壳6 g，五味子10 g**。服上方5剂，开始吐痰，自觉胸中舒畅，继服10剂，胸闷、气短、下肢浮肿诸症消失，精神转佳，口唇发绀好转。出乎意料的是多年未治愈的阳痿症状明显改善，阴茎能正常勃起。

按语

本案患者胸闷、气短喘促，脉沉弱，知其是大气下陷，故投以升陷汤，服5剂后开始吐痰，自觉胸中舒畅，乃大气来复，能运转痰涎外出，此《金匮要略·水气病脉证并治》所言"大气一转，其气乃散"。无意中又治愈阳痿，实为罕见。阳痿，中医临床多从肝肾论治。今以升陷汤治愈是因为人之元气自肾达肝，自肝达于胸中，为大气之根本，大气既陷，元气必亏；况大气下陷，中气不得升补，即《黄帝内经·素问·痿论》"阳明虚则宗筋纵"，故阳痿。升陷汤升提大气，既可收敛元气，使肾气复固，又可使周身气血旺盛，中虚有复，宗筋得以温补，所以阳痿自可向愈。

【出处】孙莉，谷云龙．浅谈"升陷汤"的临床应用体会．内蒙古中医药，2011（24）：17-18．略有改动。

第九节　杂病

一、局部发凉

患者乙，女，30 岁，2013 年 3 月就诊。患者于 4 年前因产后吹空调过度，调养失当，出现双下肢发凉，寒冬季节症状加重，曾在外院多处就诊，诊为产后风，气血不和，服当归四逆汤数十剂未见好转。诊下面色㿠白，食欲欠佳，大便溏薄，肢体活动正常，无乏力、麻痛酸软之症，舌淡、苔薄白，脉细弱。证为脾胃虚寒，脾不运化。治以补中益气、升清补阳，以补中益气汤加味。处方：**黄芪 40 g，党参 20 g，升麻、柴胡、当归、桂枝各 15 g，草蔻 6 g，甘草 6 g，砂仁、木香各 10 g**。连续服药 10 剂。复诊见患者双下肢发温，食欲好转，便溏症状消失。原方继续服用 1 个月，诸症消失，至今未见复发。

> **按语**

本案患者由于脾胃虚寒，脾气下陷，脾不健运，水谷精微不能达于四肢。因属太阴脾土所主，故以补中益气汤补脾益气，使脾气充足，阳气旺盛，增加砂仁、草蔻温中助阳，温通血脉，则寒气自消。药证相适，每获佳效。

【**出处**】杨勤龙．补中益气汤新用．中医临床研究，2014（26）：92-93．略有改动。

二、眩晕

魏某，男，53 岁，2013 年 8 月 10 日初诊，诉间断头晕 3 个月，加重伴乏力、气短 2 周。患者为某外资企业中层干部，平时工作压力较大，生活不规律，近 3 个月来头晕，头昏沉，神疲倦怠，近 2 周头晕加重，乏力，气短，说话稍长就觉气不足以息，胸闷，后背犹压重物，平时脾气急躁易怒，怕热，纳眠可，二便调，舌红、苔薄白，脉沉细。既往高血压病史 6 年，自服降压药物控制平稳。辨证为大气下陷，肝经郁热，予升陷汤加味：**生黄芪 30 g，生晒参 10 g，知母 10 g，桔梗 10 g，升麻 10 g，柴胡 10 g，玄参 15 g，仙鹤草 30 g，功劳叶 15 g，白蒺藜 9 g，沙苑子 9 g，炒栀子 10 g，炒枳壳 15 g，郁金 10 g。** 7 服，水煎服。服药后患者头晕、气短、乏力明显好转，精神转佳，效不更方，继服 14 服而痊愈。

> **按语**

《黄帝内经集解》中有"宗气积于胸中，出于喉咙，以贯心脉而行呼吸焉"。若宗气不足，则一身之气皆受影响，心肺功能也不能正常发挥。心肺无以鼓动气血运行至脑部，而出现"上气不足，脑为之不满，耳为之苦鸣，头为之苦倾，目为之眩"，发为眩晕之症。《医学衷中参西录》中有："而此气，且能撑持全身，振作精神，以及心思脑力、官骸动作，莫不赖乎此气。此气一虚，呼吸即觉不利，而且肢体酸懒，精神昏愦，脑力心思为之顿减。"本案之眩晕非风眩、非血虚，而是宗气虚所致。以升陷汤升举宗气，兼加清肝经郁热、疏肝解郁之品，疗效满意。

【出处】康雷，杨迎霞，赵晓东．姜良铎教授应用升陷汤治疗杂病三则．继续医学教育，2014（6）：47-48．略有改动。

三、自汗

陈某，女，46 岁，2005 年 3 月 20 日初诊。患者自汗已逾半年，每于活动后汗出尤甚，畏风，面色苍白，形寒肢冷，大便日行 2～3 次，溏薄，腰膝酸软。舌淡、苔白，脉虚弱。证属脾胃阳虚、阳不敛阴。治宜补脾益气、温阳敛阴，以补中益气汤合金匮肾气丸加减：**黄芪 20 g，党参 15 g，白术、当归、熟附片**（先煎）、**山萸肉、五味子、茯苓、陈皮各 10 g，柴胡、升麻各 6 g，肉桂 5 g，煅龙骨**（先煎）、**煅牡蛎**（先煎）**各 30 g。**6 剂后，汗出已止，仍大便溏薄、腰膝酸软，前方去**煅龙牡**，加**淮山药、巴戟天各 20 g**，又进 6 剂，余症亦除。效不更方，原方再服 5 剂以巩固疗效。

> **按语**

本案患者系阳虚自汗，乃脾肾亏虚所致。脾为气血生化之源，肾藏真阴而寓元阳，只宜固密。若脾肾阳气虚弱，阳不敛阴，则自汗出，治宜补脾益气、温阳敛阴，以补中益气汤合金匮肾气丸加减，配以煅龙牡、五味子收涩之品而获效。

【出处】刘奇．补中益气汤异病同治一得．浙江中医杂志，2009（8）：589．略有改动。

四、内伤发热

患者女，31岁，2006年8月12日初诊。患者半月前行腹腔镜下子宫肌瘤剥离术后，午后及夜间持续低热（体温在37.6 ℃ ~ 37.8 ℃），胸闷气短，头晕乏力，小劳即困，声低气怯，手足心发热，纳差便干，且伴阴道不规则出血，面白少华，舌淡、苔白腻，脉沉细数无力。诊为气阴两虚、内伤发热，治宜益气养阴、凉血清热，佐以调脾和胃之法。予升陷汤加味：**黄芪 30 g，升麻 6 g，柴胡 8 g，知母 15 g，桔梗 20 g，辽沙参 20 g，芦根 15 g，白茅根 15 g，藕节 30 g，仙鹤草 20 g，焦三仙 15 g，炒槟榔 10 g，陈皮 12 g，竹叶 6 g，灯芯 1.5 g。**患者服药5剂，热退血止，食欲好转，精神稍欠，嘱其常服益气养阴之中成药以望巩固。

> **按语**

患者术后脾胃气衰，中气不足，虚火内炽，故见发热。脾虚气血生化不足，脏腑经络失于充养，以致神疲乏力、气短懒言、舌淡。气虚表卫不固，则汗多。气虚摄血无力，加之虚热迫血妄行，则阴道出血淋漓不尽。方选升陷汤补气升阳，加养阴清热、凉血止血之品，病乃愈。

【出处】张娜，马华. 加味升陷汤验案四则. 临床医药实践杂志，2007（12）：1175-1176. 略有改动。

五、脂质沉积性肌病

患者为女性，25 岁，因"全身酸痛、乏力 3 天"于 2018 年 10 月 10 日入院。患者 3 天前无明显诱因下出现乏力、全身肌肉酸痛，入院当日已无法起床。入住重症监护病房（ICU）后病情迅速进展，10 月 15 日出现吞咽困难、张口说话困难，无大小便失禁，诊断不排除多发性肌炎的可能，给予甲泼尼龙 500 mg 每日 1 次冲击、丙种球蛋白 20 g 每日 1 次，治疗 3 天，并留置胃管给予营养支持。患者肌力未见好转，但病情亦未进一步加重，遂转回风湿科病区行专科治疗。查体：无向阳性皮疹、戈特隆征（Gottron's sign）、甲周病变、技工手，呼吸稍急促，心肺查体无特殊。构音欠清晰，示齿、鼓腮不能，软腭上提无力，四肢肌力近端 1 级、远端 4 级，四肢腱反射阴性，病理征阴性，脑膜刺激征阴性。心肌酶 3 项：肌酸激酶（CK）9 391 U/L，肌酸激酶同工酶（CK-MB）426 U/L，乳酸脱氢酶（LDH）3 232 U/L；免疫 5 项、抗中性粒细胞胞质抗体（ANCA）组合、肿瘤标志物和抗核抗体（ANA）、自身免疫抗体 17 项、基因检测和肌电图均正常；肌炎抗体谱 16 项：抗 Ku 抗体 IgG++，抗 Ro-52 抗体 IgG+++；头颅磁共振成像（MRI）和脑脊液常规、生化及寡克隆区带等检查均未见异常。为进一步明确诊断，遂于 2018 年 10 月 19 日行右臂三角肌肌肉组织活检术，病理活检结果符合代谢性肌病中的脂质沉积性肌病特点（见下图），立即调整治疗方案，减少激素用量并逐渐停用，同时使用维生素 B_2 20 mg、左卡尼汀 2 g，两者均以每日 3 次治疗。

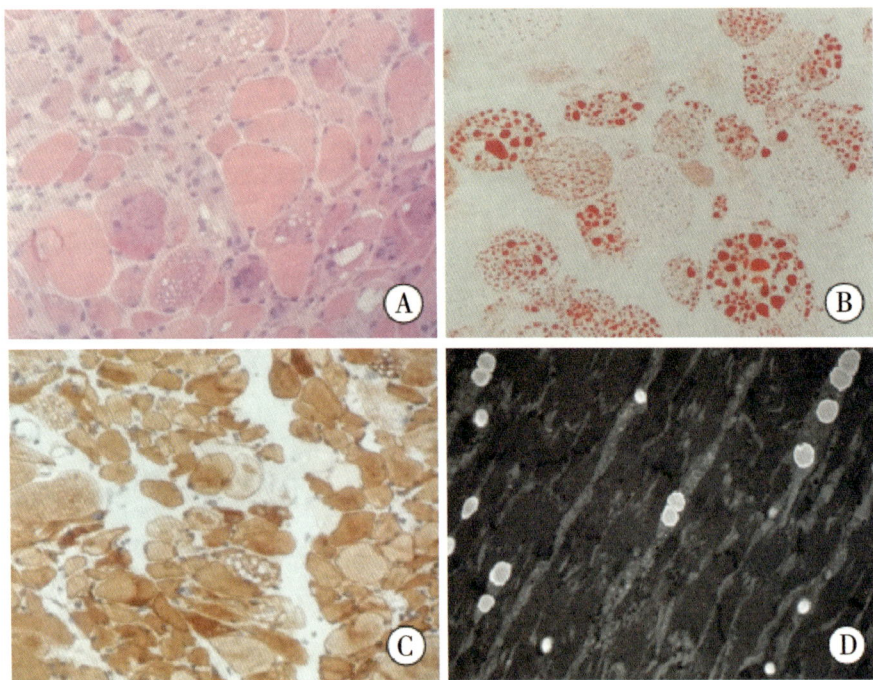

本案患者右臂三角肌肌肉组织病理活检结果

注：图 A 可见肌纤维大小不等，部分可见脂滴空泡［苏木素—伊红（HE）染色　低倍放大］；图 B 可见肌纤维中脂滴含量增多（油红 O 染色　高倍放大）；图 C 可见肌纤维膜抗肌萎缩蛋白清楚着色（免疫组织化学染色　中倍放大）；图 D 可见肌肉组织呈萎缩、变性、坏死改变，细胞内脂滴含量增多，可呈串珠状堆积改变（×12 000）。

中医查房，刻下诊见：患者神疲乏力，四肢难举，头不可抬，口难张，少气懒言，口干，二便调，纳差，舌质红瘦、苔薄，脉弦细。中医诊断为痿证，辨证为脾失健运、中阳下陷、气血亏虚。治以补益气血，升提中阳。方药以补中益气汤加减（组成：**黄芪 50 g，人参 10 g，升麻 5 g，北柴胡 10 g，当归**

10 g，蒸陈皮 10 g，白术 10 g，牛大力 30 g，甘草 5 g），水煎服 200 mL，温服，每日 2 剂。患者服药后即觉乏力症状较前好转；服药 5 周，可勉强靠椅坐位，但不能翻身，下肢肌力 3 级，上肢肌力 4+ 级，做精细动作有进步；服药 8 周，可翻身，下肢肌力 4 级，上肢肌力 5 级；服药 10 周，可翻身、独立坐位，下肢肌力 4+ 级，上肢肌力 5 级。后返回老家，效不更方，守原方治疗。2019 年 11 月，患者称已能扶杖行走，后续电话随访均安好。

按语

脂质沉积性肌病是因脂肪代谢途径中的酶缺陷而导致脂肪沉积于肌纤维内的一类肌病，属于极为罕见的遗传代谢性疾病。主要临床表现为持续性肌无力、横纹肌溶解及运动不耐受。西医治疗脂质沉积性肌病以补充肉碱和核黄素为主要方案。该例患者完善肌肉组织活检等相关检查确诊后即更改治疗方案，同时合用中药治疗，疗效颇佳。患者以四肢难举为主证，辨病为痿证。病之初起症见乏力、四肢肌肉酸痛，此为精血不得濡养于肌腠。后患者肌力明显下降，刻诊见少气懒言、口干、舌红瘦、苔薄、脉弦细，为脾失健运、中阳下陷、气血亏虚之证。脾为中土，斡旋气机，主升清，若脾失健运，不升而降，即见中气下陷之象；升降失调，清浊混杂，则导致浊物沉积；脾运化失司，则气血无以化生，四肢筋骨失养，发为本病。针对病机，方选补中益气汤，且重用黄芪、牛大力为君药。黄芪味甘，可补脾气，又可培土生金；牛大力具有强筋活络、平肝、润肺等作用，配伍黄芪可倍其补益之力，又可减其温燥之性。再配人参、白术、甘草等甘温之品，补中气、升中阳。当归补血益阴，陈皮理胸中清浊相干之乱气，且防诸药滞满。升麻、柴胡能引胃中精气上行，升清阳、降浊阴，挽救中气下陷之势，同时引黄芪、人参甘温之气上行，补胃气而实皮毛，卫外固表。药简力专，王道缓图，中虚得补，元气得复。现代药理学研究显示，黄芪药理成分中的黄芪多糖和黄芪皂苷可促进各种细胞因子分泌，这类物质具有增强非特异性免疫、体液免疫、细胞免疫的作用，且具有免疫调节及诱生干扰素的能力。另一君药牛大力也具有促进免疫抑制的小鼠体液免疫功能恢复的作用，可促进免疫细胞增殖、活化及功能提高和改善免疫抑制。

【出处】李李，黄清秀，安海文，等. 李燕林教授以升阳举陷法治疗重症肌病体会. 中国中西医结合急救杂志，2021（5）：628-630. 略有改动。

六、奔豚

宋某，男，37岁。患者平素心情忧郁，常作恼怒，半月前于一次生气后出现胃脘胀满，气冲胸咽，心中烦乱难忍，嗳气频频，嗳气后症状减轻，喜太息。舌淡红、苔厚腻，脉沉弦。中医诊断为奔豚，认为是肝胃气逆，故投以疏肝理气、降逆和胃之柴胡疏肝散合旋覆代赭汤加减。服7剂，全无功效。受吴鞠通"欲降先升"及《黄帝内经》"其高者，因而越之"的启发，投以升陷汤以益气升阳，辅以理气之品：**黄芪20 g、升麻**

6 g、**柴胡** 10 g、**知母** 10 g、**桔梗** 10 g、**香附** 6 g、**郁金** 6 g、**白芍** 10 g、**桂枝** 10 g。服药 3 剂后，胃脘胀满、胸咽憋闷减轻，遂用升降互用法，上方加**旋覆花** 10 g、**代赭石** 10 g。服药 2 剂后，症状加重，故去二味，用原方升而不降。服药 3 剂后，症状恢复到先前最佳状态，连用 10 剂，痊愈出院。

按语

奔豚，其病机为肝气上逆，或下焦寒气上冲，以升陷汤治者，前所未闻。本例辨证为肝胃气逆，投以疏肝、降逆之品，不无道理。实际上，大气原赖谷气养之，其人既常恼怒，纳谷必少，大气即暗受其伤，而易下陷，况"怒则气逆"，大气下陷，下居本位，肝胃之气乘虚上逆，生排挤大气更加下陷，故投以代赭石等降逆之品，无异乎"落井下石"。"欲降先升"是吴鞠通在《温病条辨》中论述紫雪丹方义时提出的一个治疗技巧，"其高者，因而越之"是《黄帝内经》为吐法而设，这里不拘于其治法的原义，用于气机，同样取得较好疗效。

【**出处**】孙莉，谷云龙. 浅谈"升陷汤"的临床应用体会. 内蒙古中医药，2011（24）：17-18. 略有改动。

七、失眠

患者为女性，48 岁，2019 年 9 月就诊。主诉：失眠反复发作 5 年。现病史：患者无明显诱因出现失眠，每日有效睡眠不足 3 小时，并伴有焦虑不安等症状。曾前往当地医院进行中西医治疗，西医予地西泮等药物（具体药量不详），中医予重镇安神、养心安神药物,如龙骨、酸枣仁等。服药后因睡眠无改善,遂自行将西药加量,但仍收效甚微,后因担心长期服用西药可能产生依赖性便逐渐减量,坚持中医药治疗。现为求中医进一步诊疗,特来本院门诊就诊。刻下诊见:失眠多梦,精神不佳,记忆力减退,怕冷,食欲尚可,二便调。查体:精神欠佳,血压:140/90 mmHg,舌淡暗、苔白,脉沉弱,寸脉尤甚。西医诊断:失眠。中医诊断:不寐,气陷阳虚证。处方:回阳升陷汤加减。组方:**黄芪 20 g,桂枝 10 g,当归 10 g,柴胡 6 g,干姜 6 g,炮附子**(先煎)**10 g,炙甘草 6 g**。共 7 剂,水煎服,早晚温服。二诊:患者睡眠质量较前改善,自诉每日可睡 4～5 小时,仍有多梦,精神欠佳,怕冷较前改善,纳食可,二便调,舌淡、苔白,脉沉,双寸脉稍见起色。原方加用**石菖蒲、远志各 15 g** 以安神治多梦,共 14 剂,水煎服,早晚温服。三诊:患者睡眠改善,自诉每日可睡 5～6 小时,精神状态逐渐好转,余无特殊不适,舌淡、苔白,脉缓,寸脉较前有力。继予原方 14 剂并配合服用四君子丸以培土生金,滋补大气之本善后。

> **按语**

患者失眠多年,一直沿用重镇安神、养心安神等思路进行治疗,也服用过艾司唑仑片等西药,但未收寸效,甚则加重,可见此病非常规证型。以前医为鉴,重新诊察,四诊合参,虽然患者仅有脉沉弱、寸脉尤甚符合升陷汤证,"但见一证便是,不必悉具",从前医误治的角度重新审视,逆向推理,因大气亏虚下陷,心神失养,故不得眠,服用重镇安神之品会使下陷之大气更难升提归于常位，疗效也适得其反，理应升补下陷之大气为主。本案加用附子、炙甘草是取四逆汤温阳之意，鼓舞阳气，阳盛则动，一扫精神不佳、怕冷畏寒等阴寒之症。从这则医案可以看出，方证对应的高效性与准确性在一定程度上优于现代中医八纲、脏腑辨证思维，所以应当掌握更多的中医辨证思路，提高临床诊疗能力。升陷汤有升补大气、温阳降逆、活血化瘀、收敛大气之功。患者多次复诊也均在升陷汤基础上随症加减，最后用培土生金之法以收功。

【出处】畅锐，梁君昭．升陷汤方证应用．天津中医药大学学报，2022（1）：45-48．略有改动。

八、缺氧性脑病

张某，女，32岁，2014年1月3日初诊。患者于就诊前2小时被发现晕倒在浴室中，浴室门窗紧闭、无排气扇。诊断为"缺氧性脑病"。经急救后，神志转清，但觉头晕目眩，视物模糊，胸闷气短，全身无力。察舌脉：舌淡红、苔薄白，脉细弱。辨为气虚下陷证。治宜温阳益气。处方：**生黄芪30 g，干姜15 g，柴胡、桔梗各8 g，升麻10 g**。日1剂，水煎，分2次温服。服药2剂后，症状明显减轻。原方再服3剂而愈。随访半年，无后遗症。

按语

浴室中氧气缺乏，而致胸中大气生化无源，气虚不能支撑而下陷，故胸闷气短，气陷不行血脉，气血不能上荣于脑，则头昏眼花、乏力。升陷汤中去寒凉之知母，加干姜温阳通脉，切中病机，故疗效理想。

【出处】冯睿．升陷汤急症应用举隅．浙江中医杂志，2017（1）：16．略有改动。

九、溺水

叶某，女，16岁，2014年7月21日因"溺水后意识不清半小时"就诊。患者于半小时前游泳时不慎溺水，被人救起后呼叫120送本院。诊断为"溺水，急性肺水肿"。经急诊抢救后，神志已清。现诊见：胸部闷痛，气喘咳嗽，烦躁不安，头痛，面唇紫绀。舌质青紫、苔白腻，脉滑数。辨为气虚寒凝，饮停瘀滞。治宜补气散寒，活血化饮。处方：**生黄芪30 g，知母、白术各15 g，泽泻、桃仁各10 g，汉防己、泽兰、柴胡、桂枝各6 g**。日1剂，水煎，分2次温服。服药2剂后，已无头痛，精神转佳，面唇舌质均转红润，仍稍有胸闷、咳嗽。药已中的，故去**泽泻、桃仁、知母、桂枝，**再服5剂。服药后诸症皆消。随访半年，无后遗反应。

按语

患者溺水后，水饮、瘀血交结，占据胸中，迫使宗气下陷。故用升陷汤提升宗气，并同时使用泽泻、泽兰、汉防己、桃仁等利水化瘀药物，增强疗效。诸药合用，使胸中宗气充沛，则心脉通、呼吸畅，气血通畅而诸症皆除。

【出处】冯睿. 升陷汤急症应用举隅. 浙江中医杂志，2017（1）：16. 略有改动。

十、神经官能症

李某，女，59 岁，退休，2006 年 3 月就诊。近一年来，患者自觉胸中不适，诉有空虚感，眩晕，乏力，大便溏薄，无畏寒，在外院多方求诊，查心电图、胸部 X 光片均无异常，诊为"神经官能症"，予益气活血、健脾助运、宽胸理气等多种方剂治疗未效，辗转前来就诊。详细追问病史，患者诸症如前，且伴有食后胃部下沉感，舌质淡暗、有瘀斑、苔薄腻，脉沉细无力。证属脾失健运、胸失所养，大气下陷，治拟张锡纯之升陷汤加减：**黄芪 18 g，炒党参、炒白术各 15 g，淮山药 30 g，知母 9 g，升麻 6 g，柴胡、桔梗各 4.5 g**。7 剂。服药后胸有空虚感、眩晕、胃有下沉感诸症好转，但自觉略恶心，舌质仍淡暗、有瘀斑，脉沉细。考虑升提之后，挟有胃中浊气上犯，胸中瘀血内阻，以原方加**乳香、没药各 3 g，代赭石 12 g，**7 剂后诸症缓解。

【出处】胥晓芳. 升陷汤临床应用举隅. 陕西中医，2007（8）：1079-1080. 略有改动。

十一、神经性头痛

魏某，男性，48 岁，司机，2006 年 6 月因反复头胀痛 9 个月就诊。9 个月前，患者出现头胀痛，以前额及两侧太阳穴为主，晨起尤甚，用镇痛药物方能缓解。曾赴外院就诊，查脑电图、头颅 CT 等无异常，诊为"神经性头痛"，先后予西比灵、散利痛及平肝潜阳、养血熄风的中药治疗，疗效不显，故来就诊。刻诊：晨起头部剧痛，胃脘部嘈杂不适，纳呆便溏，舌质暗红、苔黄腻，脉弦滑，以右为主，重取无力。辨为中焦湿阻化热，清阳不升。湿热上犯清窍，治拟健脾清热化湿，方自拟**淮山药、生米仁、熟米仁各 30 g，炒白术、川牛膝各 15 g，厚朴、知母、黄柏、川芎各 9 g，白蔻仁 6 g**。5 剂。二诊：头痛改善不明显，仍有胃脘部不适，但脉象转细，重取无力。仔细询问病史，诉胸满、食后胃有下坠感，恍然觉悟，此乃大气下陷，脾胃运化失司，湿热内蕴也。因舌质暗红、苔薄腻，湿热已化，宜以升提大气为主，辅以益气健脾，仍以升陷汤加减：**黄芪 15 g，淮山药 30 g，知母 9 g，炒白术 18 g，升麻、桔梗各 4.5 g，柴胡、莪术各 6 g，生米仁、熟米仁各 30 g**。5 剂。三诊：头胀痛基本痊愈，稍感胁痛，辅以柔肝之品。原方加**川楝子 9 g、杭白芍 12 g**，5 剂以善后。

【出处】胥晓芳. 升陷汤临床应用举隅. 陕西中医，2007（8）：1079-1080. 略有改动。

十二、中暑

赵某，女，32 岁，于 2006 年 6 月 21 日初诊。患者 5 天前下地干农活时因天气炎热即发头痛、头晕、发热，伴胸闷、气短、恶心、呕吐。曾在所在村诊所就诊，测体温 39.6 ℃，给予退热药及输液治疗（所用药物不详）。经治后发热退，头痛止，但仍胸闷气短，动则加重，恶心、不能食。继续输液不见好转，故来我院就诊。症见：胸闷气短，稍动则加重，气短不足以息，神疲懒言，恶心，食欲不振，口微渴，舌质红、苔白少津，脉细数无力。辨证为中暑，气阴两伤，气虚下陷证，治宜益气升陷，方用升陷汤加减。药用：**黄芪 30 g，知母 10 g，升麻 5 g，柴胡 5 g，桔梗 4 g，西洋参 10 g，西瓜翠衣 50 g**。3 剂，水煎，分 2 次服。二诊：胸闷、气短明显好转，恶心、口渴消失，食欲好转，脉象较前缓而有力。上方去**西瓜翠衣**，又进 3 剂，诸症消失而病愈。

按语

清代张璐《张氏医通·诸伤门·暑》曰："当知治暑喝诸证，汗液大泄，中气先伤，虽有膈满潮热，最忌攻下，以无形之热不能随药下散也；即有头额重痛，最忌发汗，凡表药皆能升举痰食浊气，支撑膈上也。"患者乃中暑之证，本就气津两伤，前医用发汗药退其热，气随汗泄，气虚更甚，虽补液使其津液得复，但气虚仍在。气虚大气下陷，不能贯血脉而行呼吸，故见胸闷、气短、神疲懒言；动则耗气，故动则气短加重；气虚升降失常，胃气上逆则恶心、食欲不振。方用升陷汤益气升陷，佐西洋参、西瓜翠衣以益气生津。药证相符，故获良效。

【**出处**】李兰波，周建合. 升陷汤临证应用 3 则. 实用中医内科杂志，2007（5）：28. 略有改动。

十三、透析低血压（杨文钦医案）

唐某，男，39 岁。患者行规律血液透析 1 年余。近期透析前血压正常，透析过程中血压偏低，调整透析方案后仍偏低，目前症状：少许疲倦乏力，舌淡、苔薄白，脉沉。辨证：气血损耗，气机下陷。自拟升陷补血汤如下：**黄芪 30 g，升麻 5 g，柴胡 5 g，桔梗 10 g，党参 15 g，当归 5 g，知母 20 g**。嘱咐透析前服用，服 3 剂后血压逐渐平稳，继服 10 剂巩固疗效。

> **按语**

透析低血压是透析常见并发症之一，影响着患者的透析质量。笔者经过长期摸索，发现气血损耗，气机下陷为其主要病机，用升陷汤加当归补血汤补气生血，升举气机，常取得良好效果。

十四、痿证

李某，女，41 岁，2012 年 12 月 7 日初诊。半年前因"重症肌无力 1 年，加重 1 个月"在某西医院住院治疗。予口服溴吡斯的明 60 mg、阿托品 0.5 mg，每日 4 次。服药半年，疗效不佳，仍感四肢疲乏无力，行走困难，胸闷气短，活动后加重。西医建议加用免疫抑制剂和糖皮质激素治疗，患者拒绝，特求中医诊治。就诊时见：胸闷、气短、乏力、行走困难，活动后加重；手足麻木，胃脘胀满，纳呆，月经量少、色淡，大便不成形、有排便不尽感；舌淡、苔薄白，脉沉细无力。辨证为大气下陷、脾肾两虚，治以升陷汤加味。方药：**生黄芪 15 g，**

知母 10 g，升麻 10 g，柴胡 10 g，桔梗 10 g，紫河车 15 g，山萸肉 10 g，枸杞子 15 g，党参 15 g，苏梗 15 g，炒麦芽 30 g。14 服，水煎服。二诊：胸闷、气短、乏力、腹胀等症减轻，大便质软成形，舌淡，脉细滑无力。方药对证，治疗有效，继用上方加仙鹤草 30 g、功劳叶 15 g 增强补益虚损、强肝肾之力，14 服，水煎服。前后以升陷汤为基本方加减治疗 3 个月，患者疲乏无力症状明显好转，偶有活动后气短，间断服用中药，半年后停服所有西药，能正常生活、工作。

按语

重症肌无力属中医"痿证"范畴。《黄帝内经·素问·痿论》有"阳明者，五脏六腑之海，主润宗筋，宗筋主束骨而利机关也"，提出了"治痿独取阳明"的观点。"治痿独取阳明"是强调脾胃在治疗痿证中的重要作用。张锡纯《医学衷中参西录》提及升陷汤证时有"气短不足以息，或努力呼吸，有似乎喘，或气息将停，危在顷刻"的描述，与本案患者症状相似。"大气"即宗气，"原以元气为本，以水谷之气为养料，以胸中之地为宅窟者也"。阳明脾胃共居中州，为后天之本、气血生化之源。阳明充盛，气血充足，宗气得养，筋脉得濡，则关节滑利，运动灵活。脾胃虚弱，化源不足，宗气失养，宗筋不濡，则见肌肉、关节痿弱不用。以升陷汤大补和升提下陷之宗气，参以补肾填精培补先天之品，以先天养后天，治病求本，取得了满意的临床疗效。

【出处】康雷，杨迎霞，赵晓东. 姜良铎教授应用升陷汤治疗杂病三则. 继续医学教育，2014（6）：47-48. 略有改动。

第五章　当代典型气陷治疗医案

147

参 考 文 献

1. 郑洪新. 张元素医学全书. 北京：中国中医药出版社，2020.

2. 吴昊天，张保春，刘刚，等. 以天地六位藏象图对易水学派脏腑辨证的初步解析. 中国中医基础医学杂志，2015（2）.

3. 刘完素，孙洽熙，孙峰. 素问病机气宜保命集. 北京：人民卫生出版社，2017.

4. 张子和，邓铁涛，赖畴，等. 儒门事亲. 北京：人民卫生出版社，2017.

5. 梁繁荣. 针灸学. 北京：中国中医药出版社，2005.

6. 张珍玉. 灵枢语释. 济南：山东科学技术出版社，2017.

7. 李冀. 方剂学. 北京：中国中医药出版社，2006.

8. 刘明武. 黄帝内经素问原文. 长沙：中南大学出版社，2007.

9. 陈梦雷. 古今图书集成医部全录. 北京：人民卫生出版社，2006.

10. 吴芳. 上古—中古"寒"、"冷"、"凉"词群的认知研究. 武汉：华中师范大学，2006.

11．刘完素，孙洽熙，孙峰．素问玄机原病式．北京：人民卫生出版社，2005．

12．黄元御，麻瑞亭，孙洽熙．黄元御医集（五）：四圣心源 四圣悬枢．北京：人民卫生出版社，2018．

13．曹洪欣．中医基础理论．北京：中国中医药出版社，2004．

14．魏顺，梁润英．以《天地六位藏象之图》分析李东垣升降理论．中华中医药杂志，2019，34（11）．

15．郑洪新．中医基础理论．4版．北京：中国中医药出版社，2016．

16．田代华．黄帝内经素问．北京：人民卫生出版社，2017．

17．田代华，刘更生．灵枢经．北京：人民卫生出版社，2017．

18．张斌．张斌伤寒论气化学说通俗讲话．北京：中国中医药出版社，2017．

19．李经纬，余瀛鳌，蔡景峰，等．中医大辞典．2版．北京：人民卫生出版社，2024．

20．杨震．杨震相火气机学说研习实践录：学术求索集．北京：中国中医药出版社，2019．

21．张年顺．李东垣医学全书．北京：中国中医药出版社，2015．

22．傅山．傅青主女科．北京：中国中医药出版社，2019．

23．马莳．黄帝内经注证发微．北京：中医古籍出版社，2017.

　　24.张锡纯.医学衷中参西录.北京：中医古籍出版社，2022.

　　25.钟赣生.中药学.4版.北京：中国中医药出版社，2016.

　　26.唐德才，吴庆光.中药学.3版.北京：人民卫生出版社，2016.

　　27.王好古.汤液本草.北京：中国中医药出版社，2018.

　　28.黄元御.黄元御医集（六）：长沙药解　玉楸药解.麻瑞亭，等，点校.北京：人民卫生出版社，2015.

　　29.邹澍.本经疏证.陆拯，姜建国，校点.北京：中国中医药出版社，2019.

　　30.周岩.本草思辨录.陆拯，校点.北京：中国中医药出版社，2013.